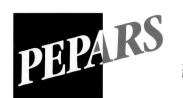

【ペパーズ】
編集企画にあたって…

　血管腫・脈管奇形は，たびたび難治であり治療に行き詰ってしまうことがあります．外来で血管腫の病名で診療情報提供書が来ると，さて，どんな患者さんが来られるのだろうと構えてしまう臨床医の先生方が多いのではないでしょうか．「血管腫」の病名で来院される患者さんの本当の病名は多様です．乳児血管腫，様々な脈管奇形，重症な混合型脈管奇形，悪性腫瘍も含めた全く別の多血腫瘍のこともあります．

　乳児血管腫は，自然に消退するので，小さければそのまま経過を見届ければよいのですが，大きく，困った部位にあり，潰瘍を作っていたりすると，何らかの対策を考えなければいけません．小さくても体表に数多くあれば，ひょっとしたら内臓に問題があるかもしれません．プロプラノロール内服薬が 10 年前に登場したことにより，その治療には格段に進歩が見られましたが，皆にその薬を飲んでもらうわけでもなく，変わらず乳児血管腫の取り扱いには注意深さが必要です．

　脈管奇形は，その種類，大きさ，数や部位によって，たくさんの表情を呈しています．まず，正確に診断することが重要なのですが，それすらも怪しいこともあります．診断がついたところで対策ということになるのですが，実はどの脈管奇形にも根治的治療手段がありません．まして多くの問題を抱えた混合型に至っては，どうしてあげたらよいのか困ってしまう場面もあることでしょう．

　本特集号では，難治性の血管腫・脈管奇形の患者さんたちと多くお付き合いし，その難題に真正面から取り組んでおられるエキスパートの先生方に執筆をお願いしました．診療の場面を想定し，「血管腫」の名でいらした患者さんたちをどのように診て，説明し，どんな治療や対策をしているか，具体的な内容を記述していただきました．本誌では，実際にすべきこと，現状でできること，すなわち，いかに患者さんたちの苦悩を緩和するかに重点を置いた内容となっておりますが，この疾患群をもっぱら議論する国際学会 ISSVA では，各疾患ごとの遺伝子異常の解析が進み，それをターゲットにした治療的臨床研究が大変な勢いで進行しております．今後，治療が大きく変わっていく雰囲気に満ちており，根治に向けた将来への糸口も見え始めています．

　本誌を読んでいただいた先生方が，「血管腫」の病名を見た時に，進んで患者さんたちとお付き合いできるようになり，新しい治療法や対策がこれから多く考案されることを望みます．

2018 年 12 月

杠　俊介

KEY WORDS INDEX

和文

ーあ 行ー
圧迫療法 71
アレキサンドライトレーザー 8
医療費助成 80
インターベンショナル・ラジオロジー 47
インフォームドコンセント 37
越婢加朮湯 62
Nd：YAGレーザー 8
黄耆建中湯 62

ーか 行ー
カサバッハ・メリット徴候 21
家族 37
関係学会 80
漢方医学 62
局所性血管内凝固異常症 21
クリッペル・トレノネー・ウェーバー症候群 53
桂枝茯苓丸 62
血管腫 1
血管塞栓療法 47
硬化療法 27,47
厚生労働科学研究費補助金事業における研究班 80

ーさ 行ー
再発 8
思春期 37
指定難病 80
児童福祉法 80
手術 27
小児期 37
小児慢性特定疾病 80
静脈奇形 21
説明と同意 8
創傷治癒 53

ーた 行ー
弾性ストッキング 71
弾性着衣 71
弾性包帯 71
動静脈奇形 37

ーな 行ー
難病の患者に対する医療等に関する法律 80
乳児血管腫 1

ーは 行ー
播種性血管内凝固症候群 21
パルス色素レーザー 8

ーま 行ー
脈管奇形 47,53,62,71
毛細血管奇形 8

ーや 行ー
優良な医療 1

ーら 行ー
リンパ管奇形 27
リンパ管腫 27
リンパ管腫症 27
レーザー治療 8

欧文

ーA・Cー
adolescence 37
Alexandrite laser 8
arteriovenous malformation 37
capillary malformation 8
childhood 37
compression garments 71
compression therapy 71

ーD・Eー
disseminated intravascular coagulation；DIC 21
elastic bandages 71
elastic stocking 71
embolization 47
eppikajyututo 62

ーF〜Hー
family 37
generalized lymphatic anomaly 27
good medical care 1
hemangioma 1

ーI〜Kー
infantile hemangioma 1
informed consent 8,37
interventional radiology 47
Kampo medicine 62
Kasabach-Merritt phenomenon 21
keishibukuryogan 62
Klippel-Trenaunay-Weber syndrome 53

ーL・Nー
laser treatment 8
localized intravascular coagulopathy；LIC 21
lymphangioma 27
lymphatic malformation 27
Nd：YAG laser 8

ーO・Pー
ogikenchuto 62
PIK3CA 53
PROS 53
pulsed dye laser 8

ーR・Sー
redarkening 8
sclerotherapy 27,47
surgery 27

ーV・Wー
vascular malformation 47,53,62,71
venous malformation 21
wound healing 53

WRITERS FILE
ライターズファイル（五十音順）

秋田　定伯
（あきた　さだのり）
1989年	長崎大学卒業 同大学形成外科入局
1990年	同大学大学院医学研究科形成外科専攻入学
1994年	同，卒業
1993～96年	Cedars-Sinai Medical Center, UCLA, LA, CA, リサーチ・フェロー
1996～99年	長崎大学医学部附属病院，医員
1999年	同大学医学部形成外科，併任講師
2010年	サンクトペテルブルグ卒後教育医学アカデミー，客員教授
2011年	長崎大学病院形成外科，講師
2014年	アルバート・アインシュタイン医科大学，客員教授
2014年	ハーバード大学，客員教授
2015年	オハイオ州立大学，客員教授
2016年	福岡大学医学部形成外科・創傷再生学，教授

小川　恵子
（おがわ　けいこ）
1997年	名古屋大学卒業 名古屋第一赤十字病院にて外科研修
2002年	名古屋大学小児外科，非常勤医員
2004年	名古屋第二赤十字病院小児外科，常勤医
	名古屋大学大学院医学研究科博士課程機能構築医学専攻修了／機能構築医学博士号取得
2005年	あいち小児保健医療総合センター，医長
2006年	あきば伝統医学クリニック，常勤医
2007年	千葉大学医学部附属病院和漢診療科，医員
2011年	金沢大学附属病院耳鼻咽喉科・頭頸部外科和漢診療外来，特任准教授
2015年	同大学附属病院漢方医学科，臨床教授

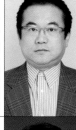
中岡　啓喜
（なかおか　ひろき）
1983年	愛媛大学卒業
1989年	同大学医学部附属病院，助手
1999年	同大学医学部，講師
2002年	同大学医学部附属病院，講師
2010年	同，准教授

大内　邦枝
（おおうち　くにえ）
1993年	群馬大学卒業 同大学第2外科入局
1995年	東京大学形成外科入局
1998年	同大学医学部附属病院形成外科，非常勤医員（血管腫治療の臨床および研究に従事）
1999年	同大学大学院医学系研究科外科学専攻入学 同大学医学研究所先端診療部において血管新生研究を行う．
2003年	同大学大学院医学系研究科外科学専攻修了 前橋赤十字病院救命センター（形成外科），副部長
2006年	同病院消化器病センター（外科），副部長
2007年	さいたま赤十字病院形成外科，部長

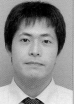
尾崎　峰
（おざき　みね）
2000年	東京医科歯科大学卒業 東京大学形成外科入局 関東中央病院外科
2001年	静岡県立総合病院形成外科
2002年	東京大学形成外科
2003年	杏林大学形成外科，助手
2010年	同，講師
2014年	同，准教授

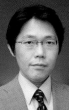
野村　正
（のむら　ただし）
1997年	和歌山県立医科大学卒業 神戸大学形成外科入局，研修医
1999年	東京大学形成外科，医員
2000年	神戸大学形成外科，医員
2004年	国立病院機構姫路医療センター形成外科，医長
2007年	神戸大学大学院医学研究科形成外科学修了
2012年	同大学形成外科，特命講師

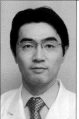
大城　貴史
（おおしろ　たかふみ）
1996年	慶應義塾大学卒業 同大学形成外科入局
2001年	埼玉医科大学総合医療センター形成外科，助手
2003年	慶應義塾大学形成外科，助手
2004年	医療法人社団慶光会大城クリニック

佐々木　了
（ささき　さとる）
1986年	北海道大学卒業 同大学形成外科入局
1992年	北見赤十字病院形成外科，部長
1995～96年	米国アラバマ大学バーミングハム校留学
1998年	北海道大学病院手術部，助手
2001年	北海道大学形成外科，助手
2005年	同，講師
2006年	同，准教授
2008年	KKR斗南病院，血管腫・血管奇形センター長（兼形成外科長）

杠　俊介
（ゆずりは　しゅんすけ）
1989年	信州大学卒業
1989年	社会保険中京病院形成外科
1991年	信州大学形成外科
1994年	同，助手
2005年	同，講師
2006年	米国 Children's Hospital Boston，フェロー
2007年	信州大学形成外科，講師
2009年	同，准教授
2012年	長野県立こども病院形成外科
2013年	信州大学形成外科，准教授
2017年	同，教授

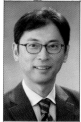
大須賀慶悟
（おおすが　けいご）
1992年	大阪大学卒業
1992年	同大学医学部附属病院，研修医（第一内科・放射線科）
1994年	大阪労災病院放射線科，医員
1996年	市立泉佐野病院放射線科，医員
2000年	大阪大学医学部放射線医学講座，助手
2001年	米国エール大学放射線科，客員助手
2002年	大阪大学大学院医学系研究科放射線医学講座，助教
2011年	同大学大学院医学系研究科放射線医学講座，講師
2014年	同大学医学部附属病院，IVRセンター長
2018年	同大学大学院医学系研究科放射線医学講座，准教授

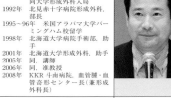
永井　史緒
（ながい　ふみお）
2004年	香川医科大学卒業
2004年	信州大学医学部附属病院，臨床研修医
2006年	同大学医学部形成再建外科，医員
2008年	長野赤十字病院形成外科，医師
2009年	長野市民病院形成外科，医員
2010年	信州大学医学部形成再建外科，医員
2011年	諏訪赤十字病院形成外科，医師
2013年	長野県立こども病院形成外科，医長
2015年	信州大学医学部附属病院形成外科，診療助教
2017年	同，助教

CONTENTS

患児・家族に寄り添う血管腫・脈管奇形の医療

編集／信州大学教授　杠　俊介

患児・家族に寄り添う血管腫の診療 ……………………………… 中岡啓喜　　1

 乳児血管腫（infantile hemangioma）は的確な診断のもとに，患児の病状を判断し，診療方針を決定する必要がある．複数ある選択肢の中から，各々の患児に適切な診療方針，治療方針を提供することが，患児・家族に寄り添う医療になると考える．

患児・家族に寄り添う毛細血管奇形の診療 ……………………… 大城貴史ほか　　8

 毛細血管奇形は加齢と共に徐々に色調が濃くなり，時に肥厚や結節状の隆起をきたす．治療の第一選択はレーザー治療であるが，複数回に亘り長期間に及ぶ．色調が再び濃くなることもあるため，再治療の可能性がある．ゴールを具体的に設定し，治療期間や経過観察期間について患者や家族と認識を共有することが重要である．

患児・家族に寄り添う静脈奇形の治療 …………………………… 大内邦枝　　21

 静脈奇形は先天性血管奇形で最も頻度が高い．病変が大きい場合整容的障害のほか，強い疼痛，凝固障害，骨変化など多彩な症状を呈するため注意深い観察が必要である．

リンパ管奇形の診断と治療 ………………………………………… 野村　正　　27

 リンパ管奇形は腫瘤状病変に伴う整容障害だけでなく，多彩な症状を呈する．各種診断装置で確実に診断を行って経過や治療法について患者家族に説明する．

患者・家族に寄り添う動静脈奇形の治療 ………………………… 尾崎　峰ほか　　37

 動静脈奇形（AVM）は着実に進行する病変である．患者・家族の不安は強く，治療にあたる医師は適切な治療方針を提示できる必要がある．

◆編集顧問／栗原邦弘　中島龍夫
　　　　　　百束比古　光嶋　勲
◆編集主幹／上田晃一　大慈弥裕之　小川　令

【ペパーズ】
PEPARS No.145/2019.1◆目次

脈管奇形診療における IVR ……………………………………………大須賀慶悟ほか　47
　当院における脈管奇形の診療科横断的な連携とIVRの位置づけと実際について
　紹介する．

混合型脈管奇形 ……………………………………………………………佐々木了ほか　53
　PIK3CA 関連過成長症候群スペクトラム（PROS）とその分子標的治療の可能性，
　さらに長期間にわたる疾患コントロールの重要性について知ってほしい．

脈管奇形における漢方医学 ………………………………………………小川恵子　62
　脈管奇形に対するアプローチの1つとして漢方医学がどのような病態や症状に有
　効であるか，症例と今後の展望について述べる．

四肢脈管奇形における保存的圧迫療法 …………………………………永井史緒ほか　71
　四肢の脈管奇形は積極的な治療に加え，保存療法も重要である．保存療法の中の
　圧迫療法の実際について，症例を呈示するとともに，弾性着衣について概説する．

難病対策の歴史的経緯と血管腫・脈管〈血管〉奇形の医療扶助
―改正難病二法に関連して― ……………………………………………秋田定伯　80
　血管腫・脈管（血管）奇形は，その一部が指定難病，小児慢性特定疾病となってお
　り法律で定まった行政対処には厚生労働科学研究費補助金事業における研究班
　および日本形成外科学会，日本血管腫血管奇形学会など関連学会，患者団体およ
　び立法府とともに取り組む必要がある．

| ライターズファイル……………………………………前付 3
| Key words index……………………………………前付 2
| PEPARS　バックナンバー一覧…………………97
| PEPARS　次号予告…………………………………98

「PEPARS®」とは <u>P</u>erspective <u>E</u>ssential <u>P</u>lastic
<u>A</u>esthetic <u>R</u>econstructive <u>S</u>urgery の頭文字よ
り構成される造語．

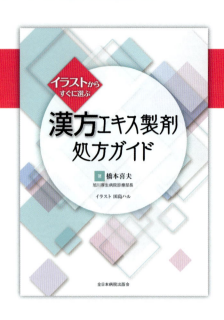

イラストからすぐに選ぶ
漢方エキス製剤処方ガイド

好評

著：**橋本喜夫** 旭川厚生病院診療部長　イラスト：**田島ハル**

2018年4月発行　B5判　280頁　定価(本体価格 **5,500**円+税)

構成生薬は？ その効能は？
方剤選択のポイントは？ 重要な所見は？

これから漢方エキス製剤の処方を学びたい方でも、
イラスト、重要な生薬効能、そして全256症例の紹介で、
簡単に理解を深めることができます。
用語解説付きですぐに役立つ、すべての医師必携の一冊です！

目次（一部）

- [1] **葛根湯**
  汗の出ない感冒，上半身の疼痛，上半身の炎症に使用せよ
- [2] **葛根湯加川芎辛夷**
  蓄膿症や鼻閉感に使用すべき
- [3] **乙字湯**
  痔疾患なら第一選択
- [5] **安中散**
  胃の痛みや生理痛に使用すべし
- [6] **十味敗毒湯**
  これといった特徴のない湿疹・蕁麻疹には第一選択
- [7] **八味地黄丸**
  腎虚（老化）と思ったらまず第一選択に
  ……（全128製剤）

本書を読むために（理解を深めるために）
テクニカルターム（用語）解説
漢方エキス製剤索引・生薬名一覧

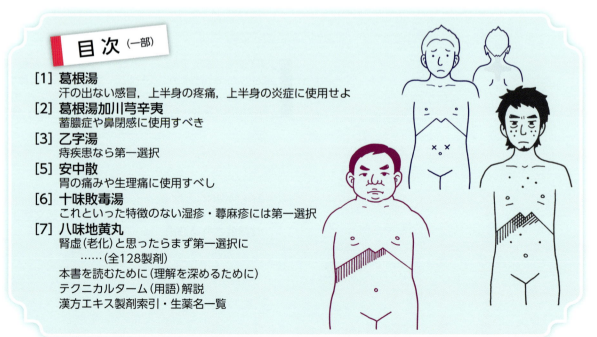

 全日本病院出版会　〒113-0033　東京都文京区本郷3-16-4　Tel：03-5689-5989
http://www.zenniti.com　Fax：03-5689-8030

◆特集／患児・家族に寄り添う血管腫・脈管奇形の医療

患児・家族に寄り添う血管腫の診療

中岡　啓喜*

Key Words : 血管腫(hemangioma)，乳児血管腫(infantile hemangioma)，優良な医療(good medical care)

Abstract　乳児血管腫(infantile hemangioma)は通常生後に発生し，様々な時期，病態で来院するため，その病態，家族の心情などを踏まえて診療にあたる必要がある．的確な診断のもとに現状における治療の可否，今後の見通し，治療法などについて説明し，患児に最適と考えられる診療方針を選択・提示することが重要である．

乳児血管腫の適切な診療に至るための問診，診察，病状説明，治療法選択について述べ，患児に最適な診療方針決定のための要点，注意点について解説した．

はじめに

血管腫の範疇には乳児血管腫(infantile hemangioma)以外にも，先天性血管腫(RICH，NICH，PICH)，Kaposiform hemangioendothelioma，tufted angioma などの疾患が含まれるが，本稿では乳児血管腫に対象を絞って解説する．

乳児血管腫は通常生後に発生するが，患児は様々な時期，病態で来院するため，その時の状況，家族の心情などを踏まえて診療にあたる必要がある．診療に際しては，的確な診断のもとに病状から考えられる治療の可否，将来の見通し，治療法について説明し，最適と考えられる方針を選択・提示する必要がある．しかしながら，有効な治療方針の提示に至らない場合もあるため，家族がいたずらに不安を抱くことがないよう慎重な配慮も求められる．

乳児血管腫の適切な診療に至るためにどのような問診，診察，説明，治療法選択を行い，患児に最適と考えられる方針を決定すべきかの要点，注意点を私見も含めて解説する．

診　断

1．問診の要点，注意点

乳児血管腫は一般に生後1週から1か月以内に発症するとされる．日本人では約1.7％の発生頻度で[1]，低出生体重の女児に多いとされている．発生初期3か月で急速に増大しその後も緩やかに1歳前後まで増大するが(増殖期)，その後徐々に色調，体積が減少し(退縮期)，5歳から10歳前後で消退がみられなくなる(消失期)[2]．また出生時，半数以上に赤色斑，脱色素斑，毛細血管拡張など軽微な病変が存在することがある．

以上のことを念頭に「赤いアザがある」と患児が受診した場合には，どのような病変がいつ頃からあり，どのような経過であるのかを家族の話を補うかたちで診療者の側からも踏み込んで聴くことにより，乳児血管腫の場合は確定診断に近づくことができる．

---

* Hiroki NAKAOKA，〒791-0204　東温市志津川　愛媛大学医学部附属病院形成外科，准教授

表 1. 乳児血管腫の日本における分類と ISSVA 分類

日本における分類		ISSVA 分類
局面型		Superficial
腫瘤型	真皮皮下型　Ds	Mixed (Superficial+deep)
	皮下型　　　dS	Mixed (superficial+Deep)
	皮下型　　　DS	Mixed (Superficial+Deep)
	皮下型　　　S	Deep (Deep)

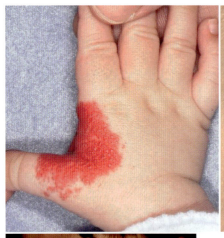
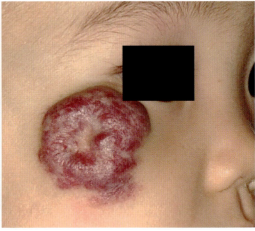

a | b
c |

図 1
乳児血管腫の臨床分類
　a：局面型；superficial type
　b：腫瘤型；mixed[Superficial＋deep]type
　c：皮下型；deep type

2．臨床所見の要点，注意点（表 1）

臨床的に扁平に隆起する赤色局面（局面型；superficial type）や，まさにイチゴを貼り付けたような赤色腫瘤（腫瘤型；mixed[Superficial＋deep]type）の形態を呈すれば問診内容と合わせて，まず確定診断に至る．

しかし，皮下腫瘤（皮下型；deep type）の場合は容易に診断がつかないことも多い．臨床経過を参考にすると診断に近づくが，病変発生初期には拍動を触知し動静脈奇形を疑わせるものや，表面から淡青色に透見される腫瘤で静脈奇形を思わせるものもある．これらの場合は臨床所見だけでは容易に確定診断に至らないことも多い（図 1）．

3．検査の要点，注意点

特に皮下型で診断に迷う場合には超音波診断装置や MRI が有用なことが多い．増殖期初期には超音波診断装置で高流量拍動性で動静脈奇形を思わせるが，通常は内部に細かい低エコー領域は認め

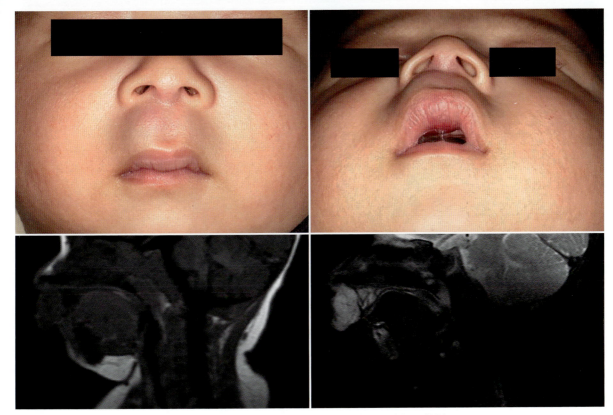

a	b
c	d

図 2. 動静脈奇形との鑑別を要した皮下型乳児血管腫
a，b：上口唇の拍動を伴う皮下腫瘤
c：MRI．T1 強調像で筋肉と同等信号の充実性腫瘤
d：脂肪抑制 T2 強調像で高信号の充実性腫瘤

ても静脈奇形や動静脈奇形で見られる管腔構造は少なく，境界明瞭な樹枝状構造または充実性腫瘤として認識される[3]．MRIではT1で筋肉と同等ないしやや低信号，T2で高信号の充実性腫瘤を呈することが多いので診断上有用である（図2）．

どうしても診断に至らず，確定診断が必要な場合には病変の一部から生検を行い，免疫組織化学で血管内皮にGLUT-1陽性を認めれば診断が可能である[4]．

しかしながら，乳幼児であるためMRIでは鎮静が必要で，生検では相応の麻酔が必要であるため患児に苦痛を負わせることになるので，必要性を慎重に判断する．これらの検査が全て必要なわけではない．

合併症および後遺症の要点，注意点

合併症のうちよく遭遇し，対応に苦慮するのは皮膚潰瘍形成である[5]．病変が摩擦を受けやすい部位にある場合や，表面の浸軟などが原因で起こることが多い．出血，感染などから疼痛のため摂食・睡眠障害を起こすこともあるので早急な治療の対象になる．また，眼球，口唇，鼻孔，下顎・頸部周囲で病変が拡大し，視機能異常，気道閉塞など機能や生命に関わる場合があり，alarming hemangiomaと呼ばれ緊急的な治療の対象になる．

消失期以降に見られる後遺症には毛細血管拡張，萎縮性瘢痕，皮膚のたるみなどがあるが，乳児血管腫が未治療のまま経過すると69％にこれらの症状が残るとの報告もある[2]．早急な対応は不要であるが，患児，家族の気持ちに配慮して適切な時期に治療法を提示し対応することが肝要になる．

病状・病態説明の要点，注意点

乳児血管腫は生直後に病変がなく，産後帰宅し

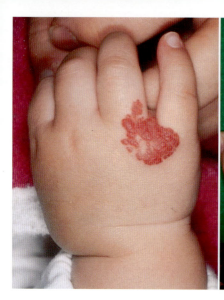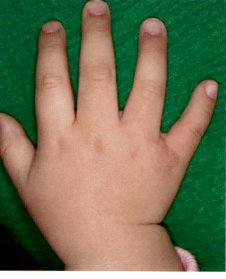

図 3.
局面型乳児血管腫の PDL 治療
　a：治療前（生後 9 か月）
　b：PDL 4 回治療後（1 歳 11 か月），瘢痕を残すことなく治癒

てからその存在，増大に気づくことがほとんどなので，両親，家族はかなり心配して患児を連れて来院される．あまり不安を煽らない対応は必要であるが，「自然に消失する病気です」，「治療すれば必ずよくなります」などの安易な説明は行わない．

本疾患の多くは生後発症し，初期 3 か月の急速増大期間を含め約 1 年間の増大期間の後，約 5 年以上の縮小期間に徐々に縮小するという自然経過についてまず説明する[2]．その後，自然経過にまかせると約 5 割に何らかの後遺症を残す可能性があるため[6]，治療が必要な場合があることを説明する．

Alarming hemangioma の場合には緊急治療となること，未治療だと整容面で醜状を残す恐れの強い病変もやはり早期の治療介入となることを説明する[7]．しかし，それ以外の場合では病型，病期，存在部位，大きさ，合併症の可能性などから，治療が必要か否か，治療を急ぐ必要があるか否かについて判断し説明する．あまり目立たない部位の小病変である場合は経過観察とすることも多く，すべての患児が治療対象になるわけではないことを念頭に置いておく．

治療の要点，注意点

現在，国内における治療はパルス色素レーザー治療，外科的切除，塞栓療法などに加え，薬物療法（プロプラノロール内服，副腎皮質ホルモン内服・病変内注射・外用など），保存的治療（圧迫，保湿，経過観察など）などがある．近年，プロプラノロール内服治療の優位性が注目されているが，どのような症例に使用すべきか議論の余地があり，その他の治療法も含めてどれを選択すべきか個々の症例に応じて決定する必要がある．

つまり，経過観察以外では様々な侵襲，副作用，患児・家族の負担が多少なりとも伴うので，病状，病態を的確に判断してまず治療の可否を決定すべきである．その上で，それぞれの治療法の利点・欠点を踏まえ，自身の経験も加味した上で，家族の意向も配慮して患児に最適と考えられる治療法を選択する．

1．パルス色素レーザー（PDL）治療

血管腫・血管奇形診療ガイドライン 2013 では「乳児血管腫への色素レーザー照射は有効であるが，色素異常等の合併症の可能性がある．」とされているが[7]，本邦では保険適用の治療であるため現在でも多くの施設で行われていると推測される．我々も早期の局面型，腫瘤型の早期小病変で両親の希望があれば，外来で冷却装置付きパルス幅可変式 PDL 治療を行っている．特に局面型では良好な結果を得ることが比較的多いため（図 3），局面型の早期例には行ってみる価値があると考えている．治療条件はパルス幅 20 msec，フルエンス 9～10 J/cm^2 で行うが，やや弱めの設定から行い潰瘍形成などをきたさないように注意する．

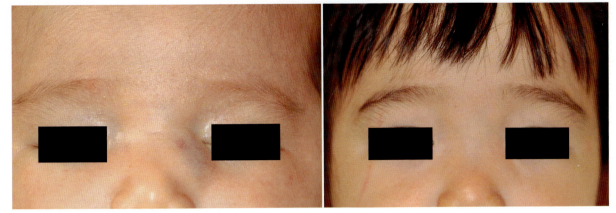

図 4. 皮下型乳児血管腫のプロプラノール内服治療
a：投与前（生後 1 か月）．左内眼角に皮下腫瘤を認める．
b：投与終了後 5 か月（1 歳 4 か月）．皮下腫瘤は消失

2．薬物療法

Alarming hemangioma に対しては従来，副腎皮質ホルモンの内服，病巣内注射が主流であった．また，欧米では副腎皮質ホルモン無効例にはα-インターフェロン，ビンクリスチン投与などが考慮されることもあった．現在は 2008 年のプロプラノール内服治療の初期報告[8]，2016 年 6 月の本邦における薬事承認以来，同療法が first line の治療として認識されつつある[9]．さらに未治療だと整容面で醜状を残す恐れのある病変にも使用されており，今後は皮膚潰瘍を伴う病変，潰瘍化のおそれがある病変，さらには比較的目立たない部位でも大きな病変などにも使用が拡大する可能性がある（図 4）．

現時点では小児科医の心血管系のスクリーニングの後，導入時に入院が必要であるので，早期に治療が必要な病変以外は両親が躊躇されることも少なくない．今後，経験の蓄積により安全な使用法が確立され導入時の入院が不要になれば更に治療対象が広がる可能性はある．

プロプラノール内服は約 8 割に有効性があるとされるが[8]，低血糖，低血圧，喘息様症状などの合併症も報告されている．治療経過中に内服法や注意点の説明を両親に繰り返し行うことが重要とされている．また，無効例もあり得るので緊急性を要する alarming hemangioma では代替治療も念頭に置いておくことは重要である．

3．外科的治療

プロプラノール治療を行っても 20% 程度に無効例があること[9]，その他の治療が奏効しない場合もあることを考慮すると alarming hemangioma では外科的な病変の可及的切除による減量術が重要な役割を果たすこともあるので，リスクは高いが行わざるを得ないこともある（図 5）．

外科的治療のもう 1 つの重要な役割は，消失期以降の後遺症への対応である．瘢痕，萎縮性局面，皮膚のたるみなどの後遺症が残った場合，単純切除はもとより，皮弁術，ティッシュエキスパンダーを併用した再建，植皮術などで修正を行う必要性も想定される．将来的にどのような外科的治療の応用が想定できるかを考え，時機を見て両親，本人に説明する．

4．経過観察

治療時期を逸して来院し経過観察にならざるを得ない患児も頻度は少ないが存在する．ただこの場合も漠然と経過を見るのではなく，前述したように長期的な視点に立って，修正が必要と考える症例には外科的治療などにより完全ではないにしろ改善の可能性があることを両親，本人に説明するよう配慮する．

おわりに

乳児血管腫の患児には様々な受診時期，病態があり，治療の選択肢，診療方針も複数ある．この

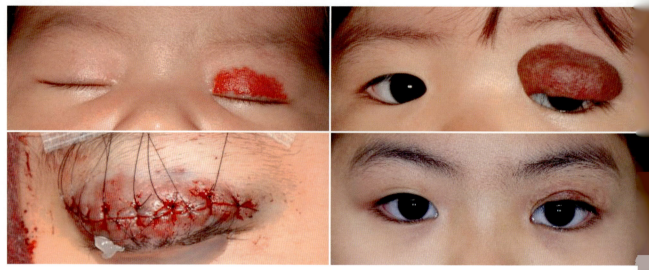

図 5. 治療抵抗性乳児血管腫の外科的治療
a：治療前（生後 1 か月）
b：PDL 治療，副腎皮質ホルモン局所注射後でも縮小傾向なし（2 歳）
c：腫瘤の可及的切除（2 歳）
d：眼機能に障害なく経過（6 歳 5 か月）

a	b
c	d

ため，的確な診断を行い，治療法の選択を含めて各患児に最適の方針を提示して診療を進めることが，結果として患児・家族に寄り添う診療につながると考える．

参考文献

1) Hidano, A., et al.：Statistical survey of skin changes in Japanese neonates. Pediatr Dermatol. **3**(2)：140-144, 1986.
   Summary　10 年以上にわたり 5,387 人の日本人小児を訪問診察し皮膚表面の変化を観察した報告で，乳児血管腫の頻度は 1.7％とされている．
2) Bauland, C. G., et al.：Untreated hemangiomas：growth pattern and residual lesions. Plast Reconstr Surg. **127**(4)：1643-1648, 2011.
   Summary　治療を受けていない乳児血管腫 137 例を対象にその自然経過と後遺症について検討した報告．
3) Harriet, J., et al.：Soft-Tissue Vascular Anomalies：Utility of US for Diagnosis. Radiology. **214**(3)：747-754, 2000.
   Summary　超音波診断装置が乳児血管腫と血管奇形の鑑別に有用であることを示している．
4) 森井英一：【血管腫・血管奇形治療マニュアル】血管腫・血管奇形の分類と関連する症候群．PEPARS. **71**：1-7, 2012.
   Summary　従来の血管腫と ISSVA 分類を対比し，その病理学的診断について記載．
5) Haggstrom, A. N., et al.：Prospective study of infantile hemangiomas：clinical characteristics predicting complications and treatment. Pediatrics. **118**(3)：882-887, 2006.
   Summary　臨床的な乳児血管腫の合併症と治療の必要性について述べている．
6) Baselga, E., et al.：Risk Factors for Degree and Type of Sequelae After Involution of Untreated Hemangiomas of Infancy. JAMA Dermatology. **152**(11)：1239-1243, 2016.
   Summary　全身的治療を受けていない乳児血管腫 184 例の後遺症についての報告．
7) 血管腫・血管奇形診療ガイドライン作成委員会．厚生労働省科学研究費補助金（難治性疾患克服研究事業）難治性血管腫・血管奇形についての調査研究班（編）：血管腫・血管奇形診療ガイドライン 2013.
8) Léauté-Labrèze, C., et al.：A randomized, controlled trial of oral propranolol in infantile hemangioma. N Engl J Med. **372**(8)：735-746, 2015.
   Summary　乳児血管腫に対するプロプラノロール内服投与の有効性を報告した初期論文．
9) Hoeger, P. H., et al.：Treatment of infantile haemangiomas：recommendations of a European expert group. Eur J Pediatr. **174**(7)：855-865, 2015.
   Summary　プロプラノロール内服を乳児血管腫の first line 治療に勧める論文．

きず・きずあとを扱うすべての外科系医師に送る！

ケロイド・肥厚性瘢痕 診断・治療指針 2018

編集／瘢痕・ケロイド治療研究会

2018年7月発行　B5判　オールカラー　102頁　定価（本体価格3,800円＋税）

**難渋するケロイド・肥厚性瘢痕治療の道しるべ
瘢痕・ケロイド治療研究会の総力を挙げてまとめました！**

目　次

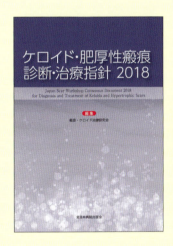

Ⅰ　診断アルゴリズム
1. ケロイド・肥厚性瘢痕の診断アルゴリズム
2. ケロイド・肥厚性瘢痕と外観が類似している良性腫瘍の鑑別診断
3. ケロイド・肥厚性瘢痕と外観が類似している悪性腫瘍の鑑別診断
4. ケロイド・肥厚性瘢痕の臨床診断
5. ケロイド・肥厚性瘢痕の病理診断
6. ケロイド・肥厚性瘢痕の画像診断

JSW Scar Scale（JSS）2015

Ⅱ　治療アルゴリズム
1. 一般施設での加療
2. 専門施設での加療

Ⅲ　治療法各論
1. 副腎皮質ホルモン剤（テープ）
2. 副腎皮質ホルモン剤（注射）
3. その他外用剤
4. 内服薬（トラニラスト，柴苓湯）
5. 安静・固定療法（テープ，ジェルシート）
6. 圧迫療法（包帯，サポーター，ガーメントなど）
7. 手術（単純縫合）
8. 手術（くり抜き法，部分切除術）
9. 手術（Z形成術）
10. 手術（植皮，皮弁）
11. 術後放射線治療
12. 放射線単独治療
13. レーザー治療
14. メイクアップ治療
15. 精神的ケア
16. その他
　　凍結療法／5-FU療法／ボツリヌス毒素療法／脂肪注入療法

Ⅳ　部位別治療指針
1. 耳介軟骨部
2. 耳介耳垂部
3. 下顎部
4. 前胸部（正中切開）
5. 前胸部（その他）
6. 上腕部
7. 肩甲部
8. 関節部（手・肘・膝・足）
9. 腹部（正中切開）
10. 腹部（その他）
11. 恥骨上部
12. その他

（株）全日本病院出版会

〒113-0033　東京都文京区本郷3-16-4
TEL：03-5689-5989　FAX：03-5689-8030
http://www.zenniti.com

◆特集/患児・家族に寄り添う血管腫・脈管奇形の医療

患児・家族に寄り添う毛細血管奇形の診療

大城貴史[*1]　佐々木克己[*2]　崎尾怜子[*3]　大城俊夫[*4]

Key Words：毛細血管奇形(capillary malformation)，レーザー治療(laser treatment)，パルス色素レーザー(pulsed dye laser)，Nd：YAG レーザー(Nd：YAG laser)，アレキサンドライトレーザー(Alexandrite laser)，再発(redarkening)，説明と同意(informed consent)

Abstract　毛細血管奇形は出生直後より認められ，皮膚病変以外の合併症を有することがある．加齢と共に徐々に色調が濃くなり，時に肥厚や結節状の隆起をきたす．そのため診療においては，初診時に病態を正確に診断し，病態および自然史について詳細に説明する．必要であれば診療各科との連携も含め治療概略を説明し，皮膚病変以外の経過を見るために，長期的な治療計画および経過観察が必要なことを理解いただくことが重要である．治療の第一選択はレーザー治療であるが，治療は複数回に亘り長期間にも及ぶ．また治療後の経過の中で，色調が再び濃くなる(redarkening)こともある．一度治療が終了ないし中断したとしても再治療の可能性を説明するべきである．毛細血管奇形は良性血管病変であるため，治療が絶対的適応ではないことも多い．患者や家族と共に整容面や機能面を考慮し，治療のゴールを具体的に設定し，治療期間や経過観察期間について認識を共有しながら診療を進めていくことが必要であろう．

はじめに

　毛細血管奇形(capillary malformation；CM)は皮膚や粘膜の毛細血管の拡張した病変である．従来本邦で用いられていた単純性血管腫という疾患名称は，血管病変を腫瘍と奇形に分類するISSVA分類[1]が使用されるようになってから，毛細血管奇形と呼ばれる頻度も多くなってきている．CMには，ポートワイン母斑(port-wine stains)や毛細血管拡張症(telangiectasia)や被角血管腫(angiokeratomas)などが含まれるが，本稿ではポートワイン母斑にフォーカスをあて，患者や家族に対してどのような説明をし，診療や治療を進めていくのかについて概説する．

毛細血管奇形とは

　CM は真皮内の毛細血管の拡張を主体とする血管奇形であり，血行動態的には slow low の血液貯留性病変である(図1)．発生原因は不明である．ほとんどが出生時より見られ，表面平坦で皮膚より隆起しない赤色から紅色のアザである．発生率は 0.3％(300 人に 1 人)程度，性差はないとされている[2)3)]．

　加齢とともに色調が濃赤色や暗紫色になり，特に顔面や頸部においては病変部が凹凸に肥厚してくるものや紅色結節を生じるものがある．顔面では成長に伴い軟部組織や骨の過形成をきたし，口唇腫大，歯槽過形成，上顎突出，咬合不全などの形態や機能の異常をきたすことがある(図2)．

　前額部の矩形や三角形を呈する赤色斑(サーモンパッチ)や後頭部・項部の赤色斑(ウンナ母斑)は自然消退することがある．

[*1] Takafumi OHSHIRO，〒160-0016　東京都新宿区信濃町 JR ビル 2 階　医療法人社団慶光会大城クリニック，副院長
[*2] Katsumi SASAKI，同，副院長
[*3] Reiko SAKIO，同
[*4] Toshio OHSHIRO，同，理事長

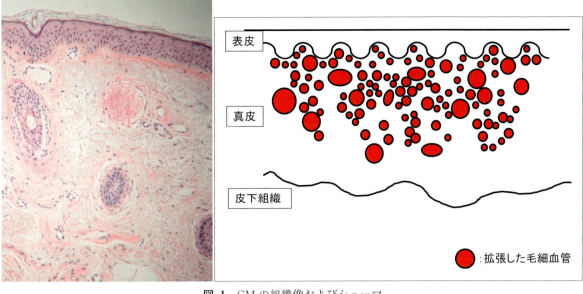

図 1. CM の組織像およびシェーマ
患者や家族に対して CM がどのような形態になっているのかを説明する時に用いている．

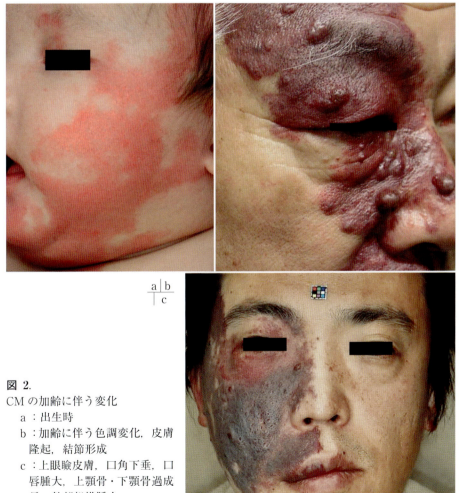

図 2.
CM の加齢に伴う変化
　a：出生時
　b：加齢に伴う色調変化，皮膚隆起，結節形成
　c：上眼瞼皮膚，口角下垂，口唇腫大，上顎骨・下顎骨過成長，軟部組織腫大

考慮すべき症候群(Sturge-Weber 症候群, Klippel-Trenaunay 症候群)や鑑別すべき症候群(Parkes Weber 症候群), 色素血管母斑症などがある.

考慮, 鑑別すべき症候群などについて

• Sturge-Weber 症候群

顔面の三叉神経分枝における CM と脳軟膜の血管奇形, 眼の脈絡膜の血管奇形を特徴とする症候群である. 多くは非遺伝性とされる[4]. 顔面の CM は三叉神経第 1 枝単独ないし第 1 枝＋第 2 枝が多い. 頭蓋内病変は CM と同側ないし両側にみられ, てんかん発作, 頭痛, 精神発達遅滞をきたすことがある. 頭部 CT での脳溝に沿った石灰化が有名であるが 2 歳までは見られないことが多く, 造影 MRI での血管奇形の造影所見が有用である. 眼内病変は CM と同側に認め二次性に緑内障を合併することがある. 本症候群の診断には必ずしも三兆候が揃わなくてもよい. 本症候群が疑われた場合には, 小児科医, 眼科医と連携を取りながら診療にあたることが肝要である.

• Klippel-Trenaunay 症候群

患肢の骨軟部組織の過成長と low flow の血管奇形を伴う中胚葉系の異常を示す疾患であり, 患肢の地図状の CM, 静脈リンパ管の異常(静脈瘤含む), 骨軟部組織の過成長の三兆候が特徴的である症候群である[5]. 基本的には非遺伝性である. 静脈やリンパ管の脈管奇形を合併すると成長に伴って深部静脈血栓や肺梗塞, リンパ浮腫や疼痛, 局所感染や蜂窩織炎, 慢性凝固異常などをきたすことがある. 本症候群が疑われた場合には, 患肢の過成長に伴う脚長差の経過観察や適切な加療のために小児整形外科医と連携を取りながら診療計画を立てる. また, 静脈・リンパ管の病変に対しての圧迫療法が有効な例も多いため, リハビリテーション医と連携を取りながら, 圧迫装具の作成を行った方がよい.

• Parkes Weber 症候群

患肢の過成長にびまん性の動静脈瘻ないし動静脈シャントを伴う症候群である. 臨床所見が Klippel-Trenaunay 症候群に酷似するが, Klippel-Trenaunay 症候群が low flow な血管奇形を合併するのに対し, 本症候群は high flow の血管奇形を合併する. そのため皮膚病変が CM 様に見えても病態が異なる. Klippel-Trenaunay 症候群と本症候群は区別して診療にあたる必要がある[6]. 造影 CT, 造影 MRI, 血管造影で関節 AVF 様の濃染が見られるのが特徴である.

• 動静脈奇形(arteriovenous malformation ; AVM)

病変の深部に AVM が存在すると皮膚が CM 様に見えることがある. 触診で拍動や bruit が認められれば AVM を疑う.

• 色素血管母斑症(phacomatosis pigmentovascularis)

全身皮膚の CM と表皮系ないしメラノサイト系母斑を合併する疾患である. 非遺伝性とされる. 4 型に分類され, 更に皮膚症状のみの a 型と皮膚外病変(筋骨格系病変や眼病変など)を合併する b 型に細分類されている. CM と青色斑と皮膚外病変を有するⅡb 型が 50％を占める. CM とその他の表皮系ないしメラノサイト系母斑(特に青色斑:真皮メラノサイトーシス)を合併している場合には皮膚外病変の精査が必要になる.

毛細血管奇形の治療

CM の治療は, 異常な血管拡張をきたした毛細血管を破壊することである. 1980 年代に selective photothermolysis(選択的光熱緩和理論)[7,8]に基づいて血管病変に対してのレーザー治療機器としてフラッシュランプ励起のパルス色素レーザーが開発されて以降, CM に対する治療はパルス色素レーザーが第一選択になっている.

パルス色素レーザーの開発当初は oxyhemoglobin への最大吸収波長からローダミン色素を用いた 577 nm が採用され, 照射時間が 0.3～0.5 msec に設定されていた. その後真皮内のより深い病変を標的として組織深達性の高い 585 nm 前後の波

長と 0.45 msec 前後の照射時間の短パルス色素レーザーが開発され広く普及した．2000 年以降にはより深い組織深達性，より高い照射出力，皮膚冷却装置を兼ね備えた波長 595 nm の可変式長パルス幅フラッシュランプ励起パルス色素レーザーが開発され現在に至っている．現在使用できる代表的機器としては，Syneron-Candela 社の V-beam1 ないし V-beam2，Cynosure 社の Cynergy J がある．どの機種でも 10 mm 照射径で 10 J/cm^2 前後の出力での照射が可能であり，より深部病変をターゲットにした治療ができるようになっている．

レーザーによる皮膚血管病変の治療の原理は，① 照射されたレーザーの光エネルギーが血管内赤血球内の hemoglobin（主として oxyhemoglobin，最近では deoxyhemoglobin，methemoglobin なども着目されている）に吸収され熱エネルギーに変換される，② ① により発生した熱エネルギーが赤血球に隣接する血管壁に伝導され，熱変性の起こった血管壁つまりは傷害を受けた血管内皮細胞が破壊される，というものである．この伝導熱による血管破壊の際，熱エネルギーが血管壁までに留まり，血管に隣接する周辺組織へは熱損傷を及ぼさないことが重要である．そのためには適切な波長選択，照射エネルギー密度，照射時間の設定が必要である．

CM のパルス色素レーザー治療は毛細血管奇形の量を段階的に減少させる治療である．治療効果は病変部位における構成拡張血管（血管径や存在部位など）に左右されるが，顔面頸部＞体幹部＞四肢の順に効果が出やすい傾向がある．595 nm の組織深達性，各種照射条件との兼ね合いで真皮深部の病変，血管径の細い CM，血管径の太い CM に対しては治療効果が低い[9]．そのためパルス色素レーザー抵抗性の CM に対しては，長波長側のロングパルスレーザーが使用されるが一般的ではない．

毛細血管奇形に対しての パルス色素レーザー治療の実際

1．治療開始時期

CM は生下時より診断は可能である．レーザー治療に際しては早期に治療することが望ましい．理由としては，乳幼児は，① 皮膚が薄く白いためレーザーの透過性がよく，組織深達性に有利である，② 血管壁が幼弱で破壊しやすい，③ 歩行前であれば静脈圧が低いため四肢や体幹病変の血管が細く治療に反応しやすいなどが挙げられる．また，社会的に，また家族の心理的にも，就園や就学前までに治療を希望される患者が多いため，可及的に早期治療を行うことが多い．

成人例でも，加齢に伴い肥厚性，結節性変化が生じる可能性があるため，早期に治療した方がよい．

2．前処置と麻酔方法

レーザー照射では疼痛を伴うため麻酔が必要である．通常，部位，大きさ，年齢に応じて表面麻酔，全身麻酔を選択する．血管病変の治療の際には患部への局所麻酔薬の注射は治療対象となる血管の圧排が起こるため用いない．

表面麻酔の場合，60％リドカイン含有テープ（ペンレス®テープ，マルホ）や EMLA クリーム（リドカイン・プロピトカイン配合クリーム：エムラ®クリーム，佐藤製薬）や 7％キシロカイン含有クリームの 60 分前後の occlusive dressing technique（ODT）を行う．表面麻酔を行う時，血管病変は麻酔時間により麻酔部位が紅潮し病変部位がわかりにくくなるため，治療部をあらかじめマーキングしておく．また手掌，手指，足底などの角質の厚い部位では皮膚が浸軟してしまうため，クリーム剤の ODT は行わない方がよい．

乳幼児の四肢の広範囲症例や顔面の半側の広範囲症例の場合は安全性のため全身麻酔による治療も考慮する．ただし全身麻酔管理下に治療を行うと，麻酔に伴う循環動態の変化が大きく，色調がわかりにくくなり，治療効果が減弱することも少

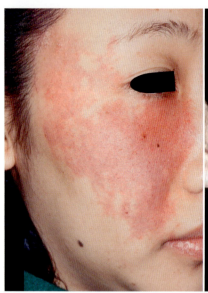
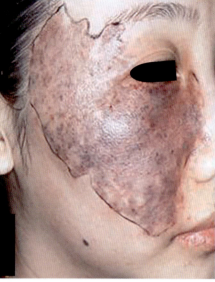
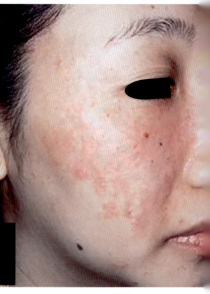

a．照射前　　　　　　　　　　b．照射直後　　　　　　　　　　c．6か月後

図 3．CM に対するパルス色素レーザー治療の経過
パルス色素レーザー照射にて生じた紫斑は 2～3 週間で消失し，その後若干の炎症後
色素沈着が生じるが 3～6 か月後には褪色が得られてくる．

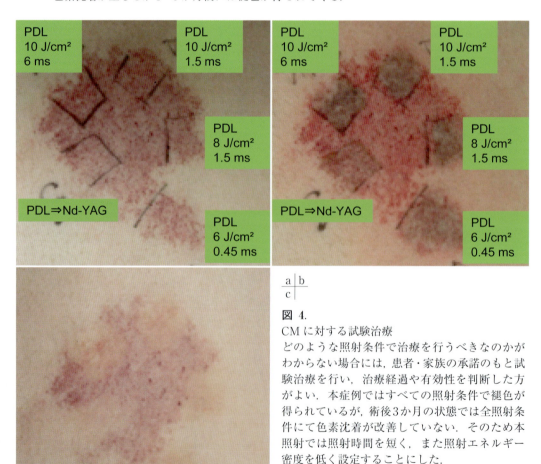

a	b
c	

図 4．
CM に対する試験治療
どのような照射条件で治療を行うべきなのかが
わからない場合には，患者・家族の承諾のもと試
験治療を行い，治療経過や有効性を判断した方
がよい．本症例ではすべての照射条件で褪色が
得られているが，術後 3 か月の状態では全照射条
件にて色素沈着が改善していない．そのため本
照射では照射時間を短く，また照射エネルギー
密度を低く設定することにした．
　a：照射前
　b：照射直後
　c：照射後 3 か月

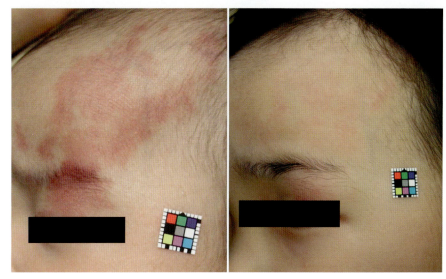

図 5.
CM に対する pulse stacking 法
　a：治療前
　b：Pulse stacking 法 50％ overlap により 3 回治療後

なくないため注意が必要である[10].

3．照射方法

　パルス色素レーザー治療においては照射条件の設定は最重要である．考慮すべきは照射エネルギー密度，パルス幅，照射径（スポットサイズ），オーバーラップ率，皮膚冷却の方法などである．

　血管病変の選択的破壊を行うための照射のエンドポイントは，照射直後に紫斑形成ができる程度である（図 3）．通常 1.5〜2 msec 程度の照射時間で治療を開始する．6〜10 msec 以上の照射時間で治療した場合紫斑形成が遅れるため注意が必要である．パルス色素レーザー治療では照射後の紫斑形成が見られない場合には治療効果が減弱する．

　現在使用できるパルス色素レーザーでは，照射時間や照射エネルギー密度の自由度が大きい．そのため照射条件がわかりにくい場合には試験治療を行った方がよい．試験治療後の治療効果や色素沈着の程度を評価し，適切な照射条件を決定する（図 4）．

　我々は，短めの照射時間にて紫斑を生じ得る照射エネルギー密度で照射を行い，治療回数に応じて徐々に照射エネルギー密度を上げ，次いで照射時間を延長するようにしている．照射径ははじめは 7 mm 径を使用し，治療効果が plateau に達した段階で 10 mm 径に変更するようにしている．

　現在使用できるレーザー機器は皮膚冷却装置を装備している．皮膚冷却により表皮損傷の回避，照射出力のアップ（治療効果の向上），疼痛緩和が図れる．Syneron-Candela 社はレーザー照射同期の照射前エアー吹き付け方式（cryogen spray cooling；CSC），Cynosure 社はレーザー照射非同期の持続エアー吹き付け方式を採用している．各社の冷却装置にはそれぞれ特徴があり[11]，レーザーの照射条件設定が変わってくるため，十分な理解が必要である．

　また 595 nm のパルス色素レーザーの照射では波長による皮膚深達性に限界があるため同一部位で連続的に照射（pulse stacking）する方法がある．pulse stacking では，まず標的となる oxyhemoglobin が methemoglobin や血栓に変化し，次の照射で methemoglobin や血栓を標的とする．この手技を用いるとより高い深達性が得られ，より高い治療効果が得られる[12]．本法は同一部位への連続照射となるため過度な表皮損傷を伴いやすい．そのため皮膚冷却装置が不可欠である．皮膚冷却装置を装備したパルス色素レーザーで 30〜50％ の overlap をさせながら治療するとよい（図 5）．

4．治療後の経過およびケア

　照射部には外用薬による wet dressing を行う．通常紫斑は 2〜3 週間（乳幼児では 1〜2 週間）で消失する．万が一，水疱形成や痂皮形成により表皮損傷が起こった場合には上皮化が終了するまで wet dressing を続ける．紫斑消失後は遮光クリームを使用させ，炎症後色素沈着が過度に起こらな

いようにする．炎症後色素沈着が完全に消失した時点で，次のレーザー照射の計画を立てる．色素沈着が改善しない状態での照射は，過度な表皮損傷を招き色素脱失を生じやすくするばかりでなく，瘢痕形成を生じやすくなるため行ってはならない．

5．パルス色素レーザー治療の中断・終了の判断について

パルス色素レーザー治療で，照射条件を変化させても治療後の紫斑形成が見られなくなった場合には治療を中断する．この状態では通常皮膚色がピンク色になり日常生活における色調の変化が乏しくなっていることが多い．治療中断後には年1～2回の定期的な経過観察を行い，長期的に色調の変化をフォローアップする．治療中断後数年経過すると色調が徐々に濃くなることを多く経験するため，色調が濃くなった段階で再度レーザー治療を考慮する．

また色調が肉眼的に確認できなくなった場合には治療を終了するが，加齢に伴い色調が出てくる可能性がある旨は説明しておいた方がよい．

6．パルス色素レーザー治療時における患者・家族への注意点

CM のパルス色素レーザー治療は1回の治療で終了するものではない．パルス色素レーザーの治療では数か月単位の治療間隔で複数回の治療を行う必要がある．治療効果も100%ではないので治療が中断，終了したとしてもその後の経過観察が必要になること，また加齢に伴い再発してくる(redarkening)の可能性がある[13]ことを患者・家族に理解していただく必要がある(図6，図8，図9)．

また CM のレーザー治療では，正常皮膚の表面を損傷(色素沈着，色素脱失，瘢痕形成)することなく長期間に及ぶ治療を進めなければならない．過度な照射を避けることは言うまでもないが，術後の炎症後色素沈着を出来るだけ起こさずに皮膚のコンディションを保っていくことが重要である．CM はもともと皮膚が乾燥しやすく皮膚炎を併発しやすい傾向がある．それに加えてレーザー照射後には照射部位が乾燥しやすくなるため保湿クリームの塗布が必要になる．レーザー照射部位に対して遮光クリームや保湿クリームの長期的な使用は患者や家族の協力なくしてはできない．そのため治療開始前に一連の治療のあり方と遮光の重要性についてなどを患者へ説明し，十分な理解を得ておく必要がある．

パルス色素レーザー抵抗性毛細血管奇形に対するレーザー治療

パルス色素レーザーでは 595 nm の波長によって皮膚内への深達度が規定されるため，真皮内深部血管や隆起性病変への治療には限界があり，また血管径の非常に小さい病変に対しては治療効果が少ない．

真皮深層の病変や隆起性病変を合併した CM に対しては，皮膚内への深達性が高い長波長側のレーザーが使用できる．なお長波長側のレーザーの使用は保険適用外であり，経験のある臨床医のもとで行われるべきである．

ロングパルス Nd：YAG レーザー(1064 nm)やロングパルスアレキサンドライトレーザー(755 nm)が使用可能である．

1．ロングパルス Nd：YAG レーザー

1064 nm の Nd：YAG レーザーは組織深達性が優れているものの，hemoglobin や oxyhemoglobin に対しての吸収率が低い．しかし hemoglobin が熱せられる際に産生される methemoglobin に注目すると 1064 nm という波長はパルス色素レーザー(595 nm)の3～5倍の吸収率を示す．この Nd：YAG レーザーによる治療は methemoglobin への高い選択性を利用したものである．線状の毛細血管拡張症や下肢静脈瘤の治療などでは応用しやすいが，CM の治療では，パルス色素レーザーに比べ各種 hemoglobin への選択性は低いため，周辺組織への非選択性の熱損傷の危険性がある．そのため照射径を小さくし，皮膚冷却を十分に行う必要がある．照射の際のエンドポイントは，紫

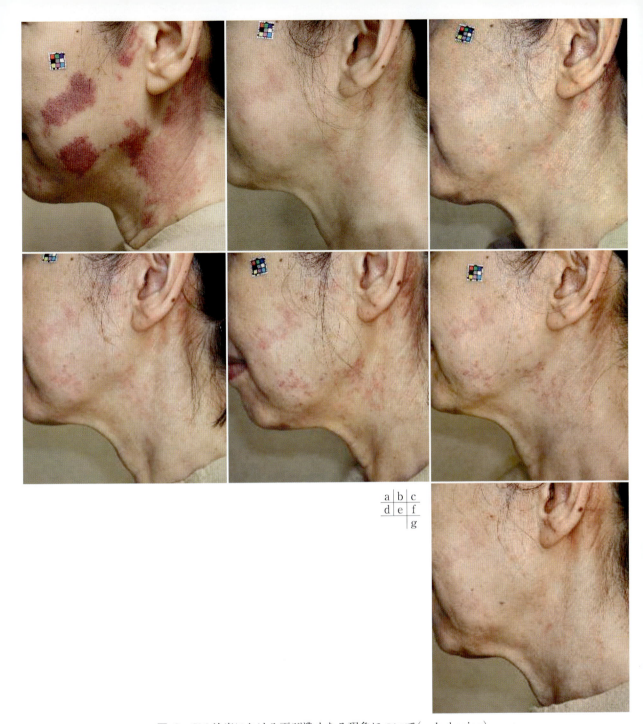

図 6. CM 治療における再び濃くなる現象について(redarkening)
58 歳の顔面頸部の CM に対して 6 か月毎にパルス色素レーザー治療を 3 回行い 60 歳時で有効な褪色が得られたが,徐々に色調が戻ってきたため 66 歳時にパルス色素レーザーにて再度治療を 1 回行った.CM では一度色調が改善したように思えても,再び濃くなること(redarkening)が起こり得るため定期的な経過観察が必要である.
a:58 歳　　b:59 歳,2 回治療後　　c:60 歳,3 回治療後　　d:64 歳
e:65 歳　　f:66 歳,再治療　　g:67 歳

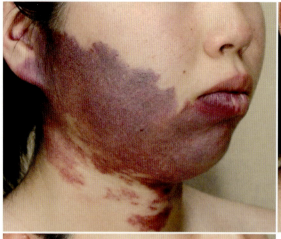
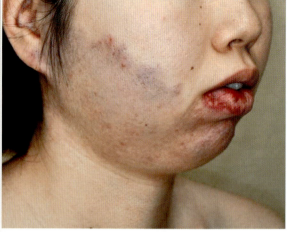
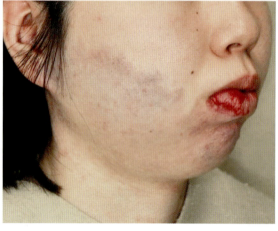

図 7.
パルス色素レーザー抵抗性 CM に対する治療(深部病変に対する長波長の選択)
 a:治療前
 b:Pulse stacking 法 50％overlap により 4 回治療後
 c:連続照射(sequential emission:PDL⇒Nd:YAG)を用いた治療により 2 回治療後

斑形成を起こさない程度である.隆起性の血管腫や深部に存在する暗紫色の CM に有効である[14].

Nd:YAG レーザーの methemoglobin への選択性をより高くするために,アレキサンドライトレーザーとの連続照射技術(sequential emission)が Cynosure 社より提供されている.この方法では先にアレキサンドライトレーザーを照射し一定の delay 後に Nd:YAG レーザーを照射することで単独の Nd:YAG レーザー照射よりも高率に methemoglobin を産生させ,より選択的に血管破壊させることができる.そのため Nd:YAG レーザーの照射エネルギー密度を 30％程度減少させることが可能であり,比較的安全に治療ができる(図 7).

2.ロングパルスアレキサンドライトレーザー

755 nm のアレキサンドライトレーザーは,595 nm に比べ deoxyhemoglobin に吸収される.アレキサンドライトレーザーを用いた CM の治療は deoxyhemoglobin への吸収率の高さを利用した治療である.照射のエンドポイントは皮膚表面が灰白色になる程度であり,隆起性,肥厚性病変に適応がある[15].しかし,755 nm という波長は melanin への吸収率も高いため,特に東洋人の場合には安全域が決して広いとは言えないと思われる.術後の色素沈着や瘢痕形成の可能性があるため,十分な注意が必要である.

患者・家族に寄り添うための
毛細血管奇形のフォローアップのポイント

CM は出生直後より認められ,加齢と共に徐々に色調が濃くなり,時に肥厚し,結節状の隆起をきたすことがある.また時に皮膚病変以外の合併症を有する.一方外来に来られる患者や家族は,「赤いアザ」ということでまずは整容面の改善を希望され,色を改善させるだけということで,治療を安易に考えられている方も少なくない.そのた

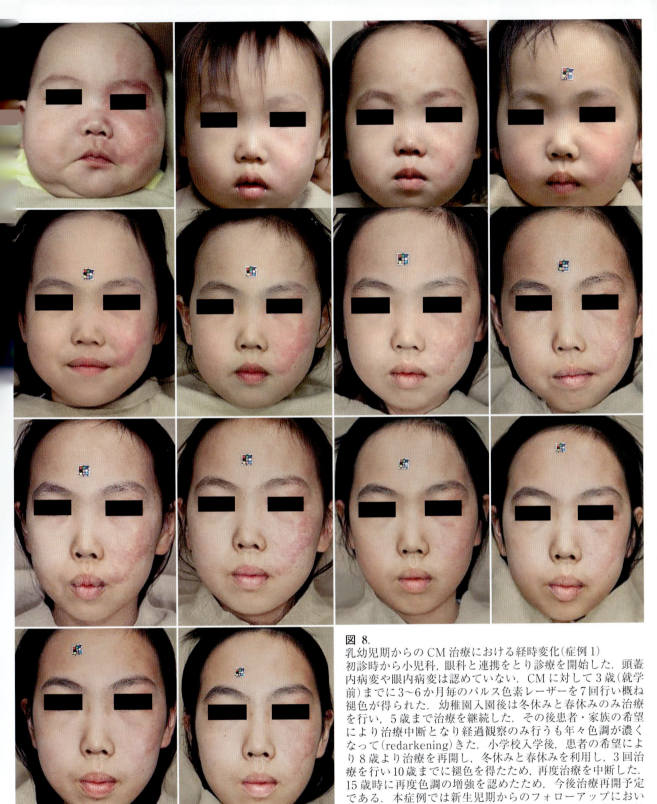

図 8.
乳幼児期からの CM 治療における経時変化(症例 1)
初診時から小児科,眼科と連携をとり診療を開始した.頭蓋内病変や眼内病変は認めていない.CM に対して 3 歳(就学前)までに 3～6 か月毎のパルス色素レーザーを 7 回行い概ね褪色が得られた.幼稚園入園後は冬休みと春休みのみ治療を行い,5 歳まで治療を継続した.その後患者・家族の希望により治療中断となり経過観察のみ行うも年々色調が濃くなって(redarkening)きた.小学校入学後,患者の希望により 8 歳より治療を再開し,冬休みと春休みを利用し,3 回治療を行い 10 歳までに褪色を得たため,再度治療を中断した.15 歳時に再度色調の増強を認めたため,今後治療再開予定である.本症例では新生児期からのフォローアップにおいて年齢に伴う色調の変化のみであり,顔面骨の過成長や軟部組織の腫大化は認めていない.

a:2 か月,b:1 歳,c:2 歳,d:4 歳,e:4 歳,f:5 歳,g:6 歳,h:7 歳,i:8 歳,j:9 歳,k:10 歳,l:11 歳,m:13 歳,n:15 歳

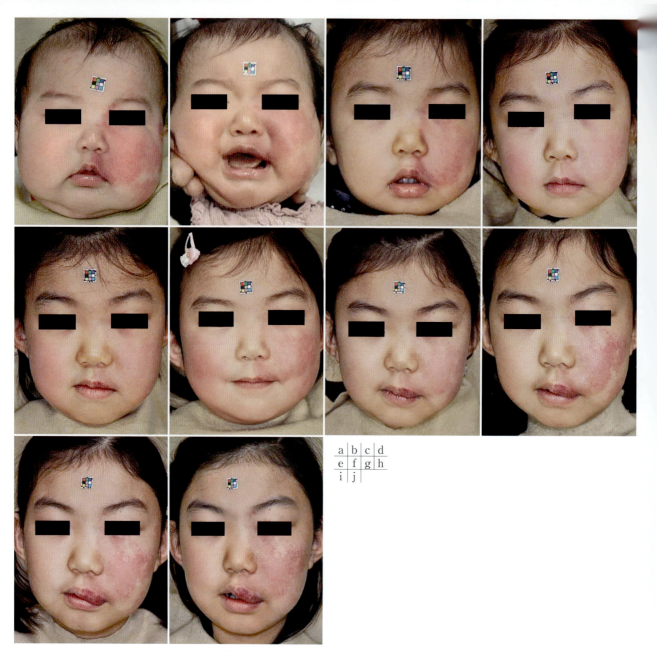

図 9. 乳幼児期からの CM 治療における経時変化(症例 2)

初診時から小児科,眼科と連携をとり診療を開始した.頭蓋内病変や眼内病変は認めていない.CM に対して 6 歳まで 3〜6 か月毎のパルス色素レーザー治療を 8 回行い有効な褪色を得た.小学校入学後(7 歳)より徐々に色調が濃くなり (redarkening),また口角下垂および口唇腫大が顕著になってきた.8 歳より口唇腫大部に対しての Nd:YAG レーザー治療も追加している.5 歳ごろより上顎骨の過成長を認めるようになったため,顎顔面外科,矯正歯科と診療連携を開始した.8 歳より矯正治療を開始している.本症例では年齢に伴う顔面骨の過成長,軟部組織の腫大化など形態的な変化を認めている.症例 1 とほぼ同様な範囲に CM を認める症例であるが,まったく異なる診療経過である.初診時および診療経過の中で可能性のある症候群や加齢性変化について説明し,理解いただくことでスムーズな診療連携が図れる.

a:2 か月　　b:1 歳　　c:2 歳　　d:3 歳
e:4 歳　　　f:5 歳　　g:6 歳　　h:7 歳
i:8 歳　　　j:9 歳

め診療サイドとの間で治療のゴールやゴールに至るまでの経過について認識が異なることが多いのが現状である.

　CMの診療では,初診時に病態を正確に診断し,病態および自然史について詳細に説明するべきである.その上で必要な診療各科との連携も含め治療概略を説明し,皮膚病変以外の経過を見るために,長期的な治療計画および経過観察が必要なことを理解いただくことが重要である(図8,9).

　CM治療の第一選択はレーザー治療であるが,治療は複数回に亘り長期間にも及ぶ.また治療後の経過の中で,色調が再び濃くなる(redarkening)こともある.一度治療が終了ないし中断したとしても再治療の可能性を説明するべきである.

　また,瘢痕形成,色素脱失などの副作用を残さずに治療を行っていくためには,過度な照射を避け適切な治療間隔をとるなどの医療側の問題のほかに,患者や家族の長期的なケア(遮光クリームや保湿クリームの利用など)は必須である.日常生活上のケアや経過観察の重要性についても十分な説明と理解が必要である.

　CMは良性血管病変であるため,治療が絶対的適応ではないことも多い.患者や家族と共に整容面や機能面を考慮し,治療のゴールを具体的に設定し,治療期間や経過観察期間について認識を共有しながら診療を進めていくことが必要であろう.

参考文献

1) ISSVA Classification of Vascular Anomalies © 2018 International Society for the Study of Vascular Anomalies Available at "issva. org/classification" Accessed 10/2/2018.
2) Jacob, A. H., Walton, R. G.: The incidence of birthmarks in neonate. Pediatrics. **58**: 218-222, 1976.
3) Osburn, K., et al.: Congenital pigmented and vascular lesions in newborns infants. J Am Acad Dermatol. **16**: 788-792, 1987.
4) Comi, A. M.: Presentation, diagnosis, pathophysiology, and treatment of the neurological features of Sturge-Weber syndrome. Neurologist. **17**: 179-184, 2011.
5) Odubar, C. E., et al.: Klippel-Trenaunay syndrome: diagnostic criteria and hypothesis on etiology. Ann Plast Surg. **60**: 217-223, 2008.
6) Ziyeh, S., et al.: Parkes Weber or Klippel-Trenaunay syndrome? Non-invasive diagnosis with MR projection angiography. Eur Radiol. **14**: 2025-2029, 2004.
7) Anderson, R. R., Parrish, J. A.: Microvasculature can be selectively damaged using dye laser: a basic theory and experimental evidence in human skin. Lasers Surg Med. **1**: 263-276, 1981.
8) Anderson, R. R., Parrish, J. A.: Selective photothermolysis: precise microsurgery by selective absorption of pulsed radiation. Science. **220**(29): 524-527, 1983.
9) Kono, T., et al.: Treatment of resistant port-wine stains with a variable-pulse pulsed dye laser. Dermatol Surg. **33**: 951-956, 2007.
10) 大城貴史ほか:【実践的局所麻酔―私のコツ―】レーザー治療における局所麻酔のコツ. PEPARS. **72**: 40-46, 2012.
11) 大城貴史ほか:皮膚良性血管病変治療用レーザー装置Vbeam®について. 日レ会誌. **32**: 164-169, 2011.
12) Tanghetti, E., et al.: The effects of pulse dye laser double pass treatment intervals on depth of vessel coagulation. Lasers Surg Med. **38**: 16-21, 2006.
13) Huikeshoven, M., et al.: Redarkening of port-wine stains 10 years after pulsed dye laser treatment. New Engl J Med. **356**(12): 1235-1240, 2007.
14) Yang, M. U., et al.: Long-pulsed neodymium: yttrium-aluminum-garnet laser treatment for port-wine stains. J Am Acad Dermatol. **52**(3): 480-490, 2005.
15) Izikson, L., et al: Treatment of hypertrophic and resistant port wine stains with a 755 nm laser: a case series of 20 patients. Lasers Surg Med. **41**: 427-432, 2009.

すべての外科系医師に送る、手術をステップアップさせる1冊！

PEPARS No.123 2017年3月増大号
オールカラー192頁　定価5,200円＋税

実践！よくわかる縫合の基本講座

編集／東京医科大学兼任教授　菅又　章

"きれいな"縫合のコツを
　　エキスパート講師陣が伝授！

ぜひ手にお取り下さい！

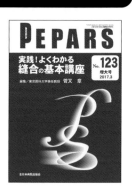

目次

形成外科における縫合法の基本（総説）	田中　克己
形成外科における縫合材料	菊池　雄二ほか
皮下縫合・真皮縫合の基本手技	横田　和典
頭部の縫合法	岸邊　美幸ほか
顔面外傷の縫合法	宮脇　剛司
眼瞼手術における縫合法	村上　正洋
頭頸部再建における縫合法	吉澤　直樹
瘢痕・ケロイドの手術における切開・縫合法の工夫	小川　令ほか
乳房再建における縫合法	堂後　京子ほか
唇裂口蓋裂手術における縫合法	佐藤　顕光ほか
四肢外傷における縫合の要点	島田　賢一
虚血肢救済手術における縫合法	安田　聖人ほか
美容外科における縫合法	鈴木　芳郎
植皮・皮弁術における縫合法	副島　一孝ほか
血管の縫合法	若槻　華子ほか
神経縫合の基礎とその実践法	林　礼人
腱の縫合法	松浦慎太郎
リンパ管の縫合法	矢吹雄一郎ほか
リンパ管静脈吻合とリンパ節移植における縫合術	成島　三長ほか
"抜糸のいらない"縫合材料	福田　智ほか

㈱**全日本病院出版会**

〒113-0033　東京都文京区本郷3-16-4
TEL：03-5689-5989　FAX：03-5689-8030
http://www.zenniti.com

◆特集／患児・家族に寄り添う血管腫・脈管奇形の医療

患児・家族に寄り添う静脈奇形の治療

大内　邦枝*

Key Words：静脈奇形(venous malformation)，局所性血管内凝固異常症(localized intravascular coagulopathy；LIC)，カサバッハ・メリット徴候(Kasabach-Merritt phenomenon)，播種性血管内凝固症候群(disseminated intravascular coagulation；DIC)

Abstract　静脈奇形は先天性脈管奇形の中で最も頻度が高く，臨床の場で遭遇することは多い．病変のサイズ，局在により病態は多岐にわたり，小さい限局性病変では手術，硬化療法のいずれにおいても良好な成績を得ることが可能である．大きな病変では整容的問題のほか，疼痛，凝固異常などが大きな問題となる．静脈奇形における凝固異常は局所性血管内凝固異常症(localized intravascular coagulopathy；LIC)と呼ばれ，カサバッハ・メリット徴候での凝固異常とは発生機序が異なり，病変内の微小血栓形成が原因である．手術，外傷，出産時に容易に播種性血管内凝固症候群(disseminated intravascular coagulation；DIC)に移行するだけではなく，硬化療法後にも凝固異常が悪化することがある．醜状変形，疼痛，関節拘縮，骨変化，出血など非常に多くの症状が成長，妊娠などのライフステージで悪化するリスクがあり，疾患理解を患児・患者家族と共有することが非常に重要である．

はじめに

静脈奇形(venous malformation；VM)は先天性脈管奇形(congenital vascular anomalies)の中で最も頻度が高い[1]ものの，VM という呼び名は現状では一般的ではなく，WHO 分類に基づく標準病名では海綿状血管腫となる．血管腫という呼び名故に医療者含め病態理解への混乱は多く，本疾患の治療においては International Society for the Study of Vascular Anomalie(ISSVA)分類に基づく疾患概念を医療者側が理解すること，患者と共有することは非常に重要である．ISSVA 分類は ISSVA ホームページ上で公開されており(http://www.issva.org/classification)，非常に有用である．またガイドライン(血管腫・血管奇形・リンパ管奇形診療ガイドライン 2017)も難治性血管腫・血管奇形・リンパ管奇形・リンパ管腫症および関連疾患の調査研究班ホームページで公開され，ダウンロード可能である(https://www.marianna-u.ac.jp/va/guidline.html)．

限局性病変に対する切除術，硬化療法手技の詳細については他稿に譲り[2]，本稿では完全切除が困難な症例での診察，管理のポイント，病変部位で手術を行う際の注意点について，患児・患者家族との情報共有の観点から述べることとする．

検　査

1．問診・視診・触診

病変の色調は非常に有用である．皮内から皮下浅層の病変では青く観察される．中枢を駆血する，病変を下垂する，頭頸部では息止めなど静脈圧が上がることでサイズが増大することも特徴的な所見である．柔らかい病変であり，押すと凹みゆっくりと戻る．静脈石を生じている症例では皮下に硬い硬結を触れる．問診では病変に気づいた

---

* Kunie OUCHI，〒330-8553　さいたま市中央区新都心 1-5　さいたま赤十字病院形成外科，部長

時期のほか，痛みの有無・頻度・程度・痛い時に局所の熱感を伴うか否か，女児の場合月経周期との関連などを丁寧に聴取する．変声期，初潮前後などに痛みが出現，悪化することも多いため，初診時に疼痛がない場合にも，注意を払って経過観察を行うことが重要である．

2．各種検査
A．画像検査

超音波検査，MRI(T1強調，脂肪抑制T2)が非常に有用である．CTは骨変化，静脈石の評価には有用であるがVMにおいては造影検査を行っても病変範囲の評価がやや困難な場合がある．VMでは骨変化，静脈石形成が多く認められるため，単純X線検査が非常に有用である．特にVMを主体としたクリッペル・トレノニー症候群(KTS)では脚長差比較のための全長撮影を含め，骨評価のための撮像を適宜行う必要がある[1]．

B．血液検査

VMでは病変内の血流うっ滞による微小血栓形成による凝固因子消費が起こり，病変内を中心とした凝固異常が起こる[3]．これは局所性血管内凝固異常症(localized intravascular coagulopathy；LIC)と呼ばれ，KTSなど大きな病変ではLICによりフィブリノゲン低値をきたすことがある．個人差がある指標となるが微小血栓形成の指標としてDダイマーは有用であり，Dダイマー，フィブリノゲン測定を行う．LICは血小板減少が著明なカサバッハ・メリット徴候(Kasabach-Merritt phenomenon；KMP)と異なり，フィブリノゲン低値，Dダイマー上昇が起こる．またVMに限らず各種脈管奇形の治療管理において，疼痛へのNSAIDs長期投与により薬剤性の腎障害が緩やかに進行することがあるので，eGFRの変化など腎機能に注意して管理する必要がある．

治　療

切除術，直接穿刺治療(硬化療法)，圧迫療法，薬物療法などが考えられ，筆者の施設においてはそれぞれの症例ごとに何が可能かを含めすべての治療法について一通りの説明を行っている．

1．切除術

限局性で整容的な障害が少なく切除可能な場合には，治療回数が確実に1回で済むという点で切除術は非常によい選択肢となる．部分切除については，LICに起因した術中出血が多くなること，出血への対応が遅れた場合には播種性血管内凝固症候群(disseminated intravascular coagulation；DIC)に移行することもあるほか，残存病変の再増大が比較的早期に認められることもあり，術前に出血，再増大についての説明を十分に行っておく必要がある．

2．直接穿刺治療(硬化療法)

限局性病変だけではなく，びまん性病変でも有効な治療であり国外ではVMにおける第一選択の治療と考えられる[1]．効果が予測しにくいこと，皮膚壊死，溶血性ヘモグロビン尿症など特有の合併症があることを理解し，患者と共有することが重要である[4,5]．広く使われている薬剤として，ポリドカノール，エタノール，モノエタノールアミンオレイン酸塩，ブレオマイシンなどがあるが，いずれの場合にも注入時の薬剤のモニタリングは重要である．また病変が非常に大きい場合には，いずれの薬剤においても確実な治療効果を得ることは困難である．

他院複数回の切除後再発を繰り返した症例にポリドカノールでの直接穿刺治療自験例を示す．症例は40代女性，右頬部VMに対して3回自己血準備下での摘出術を施行され，右顔面神経麻痺が認められている(図1)．当院で1回1.5%ポリドカノール(フォーム32 ml)での治療を行い病変の縮小が得られた(図2)．

3．圧迫療法

VMにおける疼痛，LICは病変内への血流貯留が原因とされるため，圧迫療法によりこれらの軽減が期待される[6]．オーダーメイドガーメントもあるが，成長期に合わせていく点において輸入元(ナックコーポレーション)でメートル販売を行っているmedi社製tg® gripは四肢病変に使いやすい．

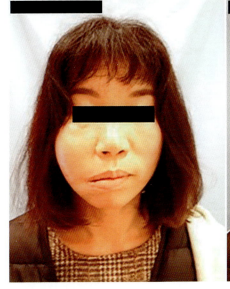
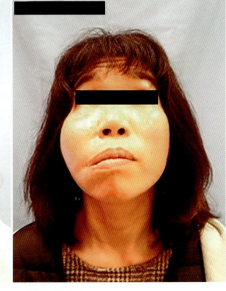

図 1.
他院にて 3 回切除術を受けたが再発している．右顔面神経不全麻痺が認められる．

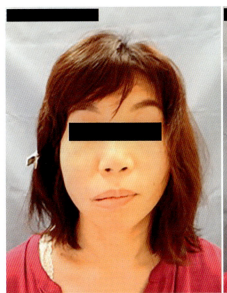
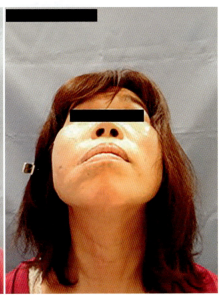

図 2.
1 回の治療で著明な縮小が得られ，整容的な改善が認められる．

4．薬物療法

　血管奇形領域において mTOR 阻害剤の有効性が報告され[7]，PIK3CA 阻害剤の開発など薬物療法への期待はあるが，現時点で治療法として確立されているものはない．完全切除が見込まれず，直接穿刺治療によっても大きな成果が見込まれにくい患児の家族から新規治療への質問が寄せられることは少なくない．この場合筆者は，① 確かに有効だとされる報告が出ていること，② 全例で有効という結果が出ていないこと，③ 薬剤の開発は確かに進んでいることを伝えたうえで，患児の病態・病状から現在必要であり，可能なものが何かということを伝えている．

　漢方の有用性も報告されており[8]，筆者も好んで使用する．漢方については本特集「脈管奇形における漢方医学」(小川恵子，p.62〜p.70)を参照されたい．

　LIC 改善のためアスピリン内服，DOAC 内服などが行われることがあるが，確立された処方はない．

VM に関する諸問題

1．名称について

　多くの脈管奇形に対して保険診療上の標準病名を海綿状血管腫とせざるを得ないこと，そこに動

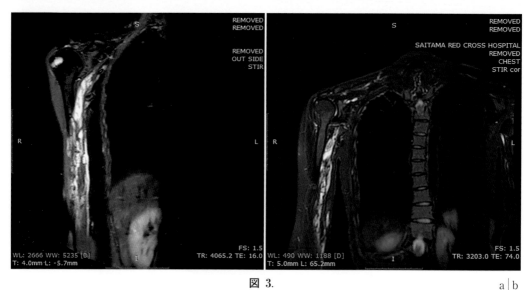

図 3.
a：前医での最終治療後 MRI．NRS8/10 で経過しており家事が行えない日がある状態であった．
b：当院での1回治療後 MRI．この時点で疼痛は 3/10 まで改善している．その後再度治療を行い現在 0〜1/10 である．

静脈奇形（AVM）が混在すること，そもそも奇形という言葉は病名として使われてよいものなのかということなど，多くの問題がある．標準病名として脈管奇形は使用できないが，指定難病は各種脈管奇形で行われるなど非常に複雑な状況である．血管腫という名称から乳児血管腫（イチゴ状血管腫），単純性血管腫と混同されることもある．医療者によって次々と病名，説明が変わることで患児家族に医療不信を根付かせる場合もあり，厄介な問題となる．

また動脈塞栓術が有効とは考えにくい本疾患に対して海綿状血管腫という病名から動脈塞栓術が選択されることもあり，ISSVA 分類が広く知られるようになることを切望する．

2．成長に伴う諸問題

A．疼痛の悪化

思春期に病変の増大が目立たない場合であっても疼痛の悪化が認められることはしばしば起こる．治療計画において，疼痛の出現，頻度の悪化，強さの増強は治療を行う1つの指標となる．直接穿刺治療による病変サイズの縮小は疼痛軽減に有効であるが，この際用いる薬剤は治療後疼痛の少ないポリドカノールが望ましいと考えられる．疼痛の軽減に圧迫療法は有効であるが，疼痛が強い時には多くの患者が圧迫はおろか触診も嫌がりガーメント，筒状包帯の装着が困難となる．圧迫療法を患児が嫌がる場合には患児の理解がないため嫌がっているのではなく，圧迫自体の痛みがある可能性もあることを家族に伝え，内服内容の変更，治療計画の変更を考慮する．

疼痛緩和にポリドカノールによる直接穿刺治療が有効であった自験例を示す．症例は30代女性，右上肢 KTS で他院にて複数回同様の治療を受けていたが，疼痛の改善がなく NSAIDs 内服でも改善がない状態で当院に紹介となった．当院で2回治療を行い，現在内服はなく NRS（Numerical Rating Scale）0〜1 で経過している（図 3）．

B．変形，過成長，萎縮

病変の増大に伴い，軟部組織，硬組織の肥大，過成長が多く認められるほか，稀に萎縮も認められる．頭頸部の病変では醜状変形を理由にいじめ，通学困難などが起こることもある．関節内，関節周囲に病変がある場合には痛みが主たる原因と考えられる関節拘縮が起こることがある．KTSでは肘，膝関節の屈曲拘縮，足関節の尖足拘縮が起こるため，外来診察時には裸足で立位をとらせる．上肢の伸展をさせるなどを行い，家族にも時々観察を行うように指導する．また肘関節の屈

曲拘縮は高頻度に起こるため，軽度の伸展制限が認められた時点で夜間伸展位固定などを考慮する．

C．日常生活制限

運動への制限についての質問は非常に多い．四肢に大きな病変がある場合，患部に直接打撃が加わる可能性が高いスポーツは原則として避けるように指導するが，原則としてやりたいスポーツをやれる範囲でやることを許可している．KTS症例などでは骨折を機にDICを起こす可能性を伝え，骨折時には骨折治療を行う病院と密に連絡を取る必要があることを両親に伝えている．学校側から修学旅行など各種行事への参加を自粛することを求められることもあるが，本人が参加を希望していれば参加を許可する．この場合，学校に参加可能である旨の診断書を提出し，出先で患部の骨折を受傷した場合に搬送先病院で注意してもらうこと（DICを起こし得ること，出血によるコンパートメント症候群を起こし得ること）をまとめた文書と当院の連絡先を記した文書を担当教諭に持たせるほか，当院の救急外来に連絡が入った場合の対応について救急部も含め，日ごろから情報共有を行っている．

D．将来への不安

1）遺伝について

KTSなどPROSと呼ばれる疾患群でのPIK3CA遺伝子異常[9]，VMでのTie2遺伝子異常などが報告されており，遺伝性への不安は多く寄せられる．Somaticな異常か否かなどの難しい話ではなく，病気である以上何かしらの遺伝子異常はあること，遺伝子異常はすべて遺伝するものではないこと，同じ遺伝子異常を起こしやすい家系は多くの疾患で認められること（糖尿病，がん等）などを伝えている．

2）妊娠について

疼痛が悪化することは改めて説明し，極力圧迫を励行するように指導する．圧迫が困難な疼痛が出現し局所の熱感が強く血栓性静脈炎を疑う時には，局所へのヘパリン1,000～3,000単位程度の投与を行うことがある．また産科医師の許可を得た

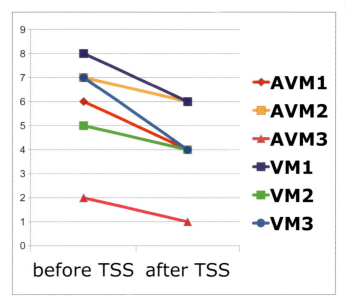

図4．AVM 3例とVM 3例ともに妊娠中後期に疼痛が悪化し，当帰芍薬散内服によりNRSの改善が認められた．

うえで当帰芍薬散内服を行うこともある．疾患を抱えての妊娠，出産には患者本人と周囲が不安を強く持つため，「妊娠中は何もできない」という対応をせず，「やれることに制限があるのである程度の我慢をお願いすることもあるが，一緒にやっていきましょう」とサポートすることを伝えることは重要と考える．

3）出産について

外陰部病変，殿部に大きな病変があり，LICが認められている症例では，妊娠中の凝固能について注意深い観察を血液内科医と行っていくことが重要である．出産にあたり，できる限り病変での出血イベントを避けるルートでの出産について産科医と協議し，病変に傷が付く，切開を行うことが避けられない場合には，出産時（娩出時）トラネキサム酸と低分子ヘパリン投与下で行うことが望ましいと考えられる．

妊娠出産を通じて痛みが悪化する症例では，早めに治療を組むために人工乳併用での育児を依頼し，夫含め家族のサポートを受けながらの育児を早期に確立させるように指導する．

周産期脈管奇形の疼痛管理を当帰芍薬散で行った自験例のまとめを示す（図4）．すべての症例で

NRS の改善が認められている．

4）病変部での手術について

上述と重複するが止血困難な部位（埋伏歯など），フィブリノゲン低値が認められている症例での病変を切開する手術では，手術前日から術後 1～2 日の低分子ヘパリン持続点滴を行う．

さいごに

VM は先天性脈管奇形の中で最も頻度が高いにもかかわらず，病変が巨大ではなく限局性である場合と巨大あるいはびまん性である場合に目指すゴールが全く異なると考えられ，本稿は後者を想定している．現状では患児（患者）自身が生涯にわたり付き合う疾患であること，運動の制限など不自由なことが出てくる場合もあるが，多くの場合ほぼ一般的な生活を送っていけること（もしくはそれを目指すこと）を初期の段階で本人，家族と共通の理解として確立させる．病気が根治，完治しないことを絶望につなげないことは非常に重要である．

圧迫療法，服薬行為，処方量の適正化など，本人の協力なしでは成立しないため，診察時には本人から可能な限り症状を聞き取ること，説明に本人を同席させることは非常に重要と考えている．できるだけ早期に本人と両親が一緒に疾患を受け止められるよう医療者が配慮することは重要である．

参考文献

1) Behravesh, S., et al.：Venous malformations：clinical diagnosis and treatment. Cardiovasc Diagn Ther. **6**(6)：557-569, 2016.
   Summary 直接穿刺治療を数多く行っている著者らによる VM の非常によくまとまった総説．疫学から治療までが一通り網羅されており，わかりやすい．
2) 野村　正ほか：血行動態を考慮した静脈奇形に対するわれわれの治療戦略：硬化療法の適応と限界について．静脈学．**19**(3)：161-168, 2008.
3) Dompmartin, A., et al.：Association of localized intravascular coagulopathy with venous malformations. Arch Dermatol. **144**(7)：873-877, 2008.
4) 三村秀文，藤原寛康：血管腫・血管奇形の IVR：静脈奇形の最新治療：フォーム硬化療法．INNERVISION. **24**(12)：25-28, 2009.
5) 広川雅之ほか：四肢の静脈奇形に対するフォーム硬化療法の経験．静脈学．**27**(3)：317-322, 2016.
6) Dasgupta, R., Manish, P.：Venous malformations. Semin Pediatr Surg. **23**(4)：198-202, 2014.
7) Lackner, H., et al.：Sirolimus for the treatment of children with various complicated vascular anomalies. Eur J Pediatr. **174**(12)：1579-1584, 2015.
   Summary 治療困難な小児脈管奇形に対しシロリムスが有効であったとする報告
8) Ogawa-Ochiai, K., et al.：A case of extensive pharyngeal vascular malformation successfully treated with Kampo medicine. Auris Nasus Larynx. **45**(1)：190-193, 2018.
9) Limaye, N., et al.：Somatic activating *PIK3CA* mutations cause venous malformation. Am J Hum Genet. **97**(6)：914-921, 2015.

◆特集/患児・家族に寄り添う血管腫・脈管奇形の医療

リンパ管奇形の診断と治療

野村　正*

Key Words：リンパ管奇形(lymphatic malformation)，リンパ管腫(lymphangioma)，リンパ管腫症(generalized lymphatic anomaly)，硬化療法(sclerotherapy)，手術(surgery)

Abstract　リンパ管奇形とは，先天的な脈管形成異常の1つであり，リンパ管増生を主体とする良性疾患である．腫瘤状病変に伴う整容障害だけでなく，感染，出血，リンパ漏や腫瘤増大に伴う圧迫症状など多彩な症状を呈する．また軟部組織のみならず，骨や内臓に病変が存在することもある．

治療法として硬化療法や手術療法がある．限局性病変は根治可能であるが，広範囲浸潤型は根治不能であり，症状改善を目的とした治療が主体となる．

患者家族への説明のポイントとして，まずは良性疾患であることを述べる．根治不能症例では治療の具体的なエンドポイントを設定することが難しいため，生じる問題点に対して対応していくことを説明する．

はじめに

リンパ管奇形とは，先天的な脈管形成異常の1つであり，リンパ管増生を主体とする病変である．腫瘤状病変に伴う整容障害だけでなく，感染，出血，リンパ漏や腫瘤増大に伴う種々の圧迫症状など多彩な症状を呈する．また軟部組織のみならず，骨や内臓に病変が存在することもある．本稿ではリンパ管奇形の概要や治療法とともに患者ならびに家族への説明のポイントについて述べる．

リンパ管奇形の概念

リンパ管奇形(lymphatic malformation；LM)とは，先天的な脈管形成異常の1つであり，リンパ管の発生過程において何らかの異常で生じたリンパ管増生を主体とする病変を指す．病変は増殖したリンパ管ならびに間質と内包するリンパ液で構成される．LM は中枢神経を除く皮膚，軟部組織，内臓や骨に発生し，その結果，形態異常や腫瘤による圧迫症状，出血・リンパ漏，感染や骨格変形など多彩な症状を呈する．従来，リンパ管腫(lymphangioma)やヒグローマ(cystic hygroma)と呼ばれていたが，腫瘍性病変ではなく脈管の形成異常であるという観点から，現在は International Society for the Study of Vascular Anomalies(ISSVA)分類に準じて「リンパ管奇形」と呼称されることが多い．

分類として，リンパ液の貯留した1 cm を超える囊胞が単独あるいは集簇する「macrocystic(以下，macro)」と，間質成分の多い小さな囊胞で構成される「microcystic(以下，micro)」，これらが混在する「combined」の3型に分類される(図1，2)．Micro は従来の「海綿状リンパ管腫(cavernous lymphangioma)」と同義である．

通常 LM に遺伝性はなく散発性であり，症候群の一部にみられる LM を除いて原因遺伝子の特定

---

* Tadashi NOMURA, 〒650-0017　神戸市中央区楠町 7-5-2　神戸大学大学院医学研究科形成外科学, 特命講師

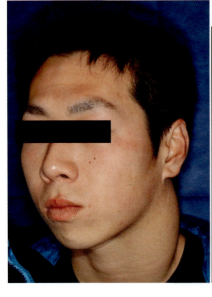
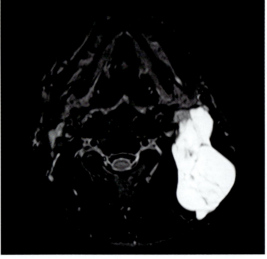

図 1.
左頸部の macro 病変
　a：臨床像
　b：MRI，STIR 像

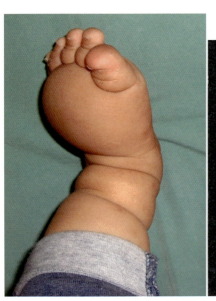
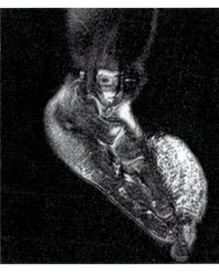

図 2.
左足背の micro 病変
　a：臨床像
　b：MRI，T2 強調画像

には至っていない．発生原因としては，原始リンパ嚢と静脈との交通が遮断されるという説や末梢でのリンパ管発芽に異常が生じて中枢リンパ系との連続性が隔絶されることで生じるという説などがある[1]．部位としては頭頸部や腋窩に多く[2]，発生頻度としては，3歳で1.2％との報告がある[3]．

静脈奇形や毛細血管奇形など他の血管奇形を合併し混合型血管奇形の一部として発現することもある．そのなかでも Klippel-Trenaunay syndrome(KTS)は患肢の肥大，脚長差と血管奇形を特徴とする代表的な混合型血管奇形である(図3)．

臨床症状と特徴

皮膚病変がない場合は，皮膚は正常〜やや青みがかった色調で，macro では弾性軟〜弾性硬，micro では弾性硬の無症候性の腫瘤として生じる(図1，2)．小病変であれば整容面以外に特に問題を生じることは少ないが，囊胞内での出血や感染を生じると急速に増大する．Macro では感染後に自然消退することもある[4]．

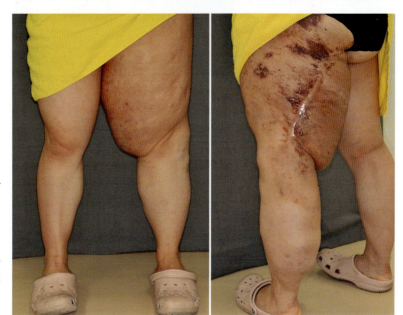

図 3.
リンパ管奇形を伴う Klippel-Trenaunay syndrome 症例
　a：正面像
　　患肢は著明に肥大している．
　b：後方斜位像
　　瘢痕は以前の他院での部分切除によるもの．瘢痕付近表在病変からのリンパ漏や出血がある．

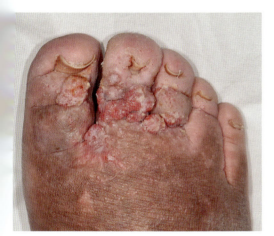

図 4．足の micro 病変
表在病変からリンパ漏が継続し，皮膚が浸軟している．

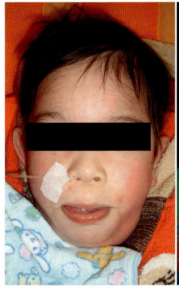
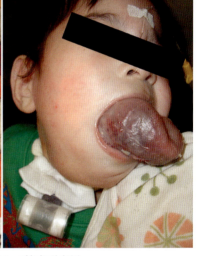

図 5．舌リンパ管奇形症例
　a：平常時．口腔内に舌は収まる．
　b：感染時．舌は著明に腫脹し，口腔内に収まらない．他院で気管切開が施されている．

　皮膚や粘膜の表在病変は，黒色～透明の疣状の小囊胞(vesicle, lymphangioma circumscriptum)として存在し(図4)，些細な刺激で出血し，リンパ漏の原因となる．またこれら表在病変から感染を生じることも少なくない．
　頭頸部では舌や頸部病変によって上気道狭窄を呈することがあり，舌では巨舌となることもある(図5)．顔面の浸潤性病変では顎骨の肥大を伴う場合がある[5]．
　体幹部の巨大病変のうち，胸腹部の病変では，縦隔や内臓病変(脾臓，腸管や肺など)を合併することがある．中枢神経を除く全身の臓器に拡張し

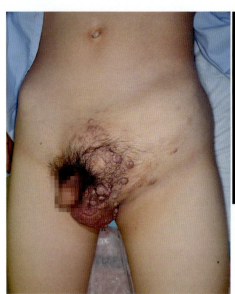
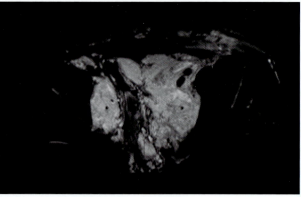
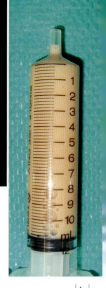

図 6. 左鼠径部リンパ管奇形症例(micro)
a：臨床像．鼠径部ならびに陰嚢にリンパ管奇形を認める．恥骨部や陰嚢は表在病変からの出血があった．
b：MRI, STIR 像．病変は骨盤深部まで広がっている．
c：陰嚢穿刺液．穿刺液は乳びであった．

a｜b｜c

たリンパ管組織が浸潤する病態はリンパ管腫症(generalized lymphatic anomaly；GLA)と呼ばれる．乳び胸水，腹水や心囊水など病変の浸潤部位によって多彩な症状を呈する．また進行性の溶骨性変化を伴うものはゴーハム病(Gorham-Stout syndrome)とされる．また，鼠径部の病変では後腹膜など骨盤深部まで病変が広がることがある(図6)．

四肢の micro ではリンパ灌流不全により象皮様となって肥大することもある．

リンパ管奇形の診断

臨床所見に加えて超音波検査と MRI による画像検査で診断は比較的容易である．これらの検査はルーチンで行う．

超音波検査は侵襲がなく簡便な検査であり，第一選択となる．Macro では辺縁が明瞭な隔壁に分かれた低エコーの囊胞が存在し，囊胞内は出血やリンパ球の存在を反映して一部高輝度に描出されることもある．またカラーモードでは囊胞内のリンパ液はほぼ流れがなく，囊胞壁に小血管が確認できることもある．

一方，micro では構成される囊胞が小さいことを反映し，全体的に高エコーでメッシュ状に低エコー部分が存在する．

MRI は病変の広がりや周囲組織との関係性を確認するのに極めて有用な検査である．Macro の囊胞は T1 強調画像で低信号，T2 強調画像や STIR 像で高信号となる(図1-a)．Micro では小囊胞を反映して T2 強調画像や STIR 像でメッシュ状の高信号となる(図1-b)．

病理組織検査では，通常の HE 染色で拡張した多数のリンパ管が観察できる．これらはリンパ管内皮マーカー(D2-40 や PROX1 など)を用いるとさらに認識し易い(図7)．

リンパ管奇形の治療

完全切除可能な比較的小さい病変であればmacro, micro 病変にかかわらず根治可能である．Macro では硬化療法の治療成績が良好であり，瘢痕を残さない硬化療法が選択されることが多い．一方，micro を含む浸潤型の病変では根治が難し

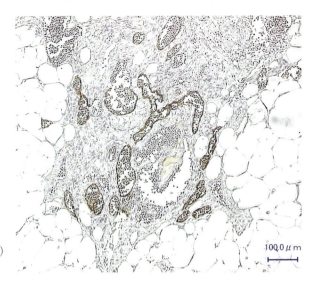

図 7.
LM の病理組織像(D2-40 による免疫染色)

いため,症状緩和や機能改善を目的に治療を行う.乳び胸水を伴う GLA は予後不良である.

1.手術療法

異常なリンパ管を切除できることから根治可能な唯一の治療とされる.Macro では硬化療法が奏功するため第一選択となることは少ない.Micro では病変の縮小や症状の緩和目的で手術療法が選択されることがある.しかし,重要器官や組織に浸潤する場合は機能温存の観点から完全切除をすることは難しく結果的に部分切除となることが多い.完全切除例の 17% で再増大したとの報告もある[6].部分切除の場合,再増大は必発であり,術中の出血,術後の感染やリンパ漏に伴う創治癒遅延など様々な合併症がある.比企らは,外科切除を行った症例でリンパ漏が 30%,micro では何らかの合併症を生じたものが 46.2% と高率であったことを報告している[7].切除断端の病変は,こまめに結紮を行い,出血やリンパ漏を軽減させる.安易な手術療法は避けるべきで,どのような目的で手術を行うのかを各症例で十分に検討すべきである.手術に際しては臨床所見ならびに画像から病変の広がりを正確に判断し,部分切除の場合,再増大は必発であること,リンパ漏を代表とする術後合併症が生じやすいことなどを念頭に置いて治療を行う.

2.硬化療法

嚢胞内に薬剤を注入し,リンパ管内皮を損傷させ,病変を縮小させる方法である.硬化療法の overall response は 71〜100%[8] と治療成績が良好である.Macro では奏効率が高く,micro では治療効果が乏しい.

手順は病変を直接穿刺し,透視や Digital Subtraction Angiography(DSA)のモニタリング下に造影剤を注入して病変の広がりを確認した後に硬化剤を注入する.

用いられる薬剤としては OK-432(ピシバニール®),エタノール,洗浄型の硬化剤(ポリドカノール,オレイン酸モノエタノールアミン)やブレオマイシンなどがある.この中でも OK-432 は Ogita らが報告し[9],本邦だけでなく世界中で広く行われている.安全性が高く,リンパ管奇形に対する硬化療法で広く用いられている薬剤である.OK-432 は A 群溶連菌をペニシリン処理し,乾燥粉末化した薬剤であり,リンパ管奇形の嚢胞内に注入することで強い炎症反応を惹起する.手技は比較的容易であり,外来で施行可能であるが,治療後数時間〜数日で局所の炎症に加えて,38℃台の発熱を生じることが多いため,消炎鎮痛剤を処方する.

エタノールは強力な細胞傷害作用でリンパ管内皮細胞を破壊する.心肺虚脱や低血圧など全身的な合併症を回避するために注入排出療法が報告されている[10].

3．薬物療法を含むその他の治療やケア

舌など口腔内病変では感染対策として口腔内衛生に配慮し，日頃からうがいや歯のブラッシングを指導する．皮膚のリンパ漏では病変付近の皮膚が浸軟しやすいため連日創処置が欠かせない．吸水力の高い創傷被覆材や白糖・ポビドンヨード配合軟膏の使用を検討する．

内服療法として漢方薬（越婢加朮湯や黄耆建中湯）の報告がある．また研究段階ではあるがリンパ管腫症やGLAに対してmTOR阻害剤であるシロリムスの報告があり，今後のさらなる研究が待たれる．

経過の概要

限局型と広範囲浸潤型では経過に大きな違いがある．完全切除が可能な限局型であれば，macro, micro にかかわらず根治可能である．また macro は硬化療法の奏効率も高い．一方，広範囲浸潤型は難治であり，治療のエンドポイントを各症例で検討する．気道に影響するような病変は気管切開が必要であり，GLA で胸水が貯留する場合は胸管結紮術などの小児外科的な治療が必須である．胸水や腹水が貯留する症例では血清アルブミン値が減少することもある．このような生命や機能に影響を及ぼす可能性のある症例では小児科や小児外科との連携が不可欠である．

経過に関する患者ならびに家族への説明のポイント

他の疾患と同様に適切な診断，経過の見通しならびに介入方法とその効果について説明する．幼児期にすでに病変が顕在化している場合は，両親は今後の経過に不安を感じており，まずは良性疾患であることを伝えて安心させる．広範囲浸潤型で複数診療科の連携が必要な症例では，予め関係各科とカンファレンスを行い，患者家族への説明内容を確認しておく．難治症例では，治療の具体的なエンドポイントを設定することが難しいため，生じる問題点に対して対応していくことを説明する．

「リンパ管腫」「リンパ管腫症」は本邦では小児慢性特定疾病ならびに指定難病であることも状況に応じて情報提供する．

以下に説明のポイントを列記する．

- 良性疾患であり，基本的に悪性化することはない．
- 自然退縮が見込まれるため4～5歳頃まで待機する．
- 発熱や局所の熱感や腫脹など炎症が生じれば受診し，抗生剤の内服や点滴が必要である．軽快した後に病変が縮小することがあるため，発熱が必ずしも悪いわけではない．
- 広範囲浸潤病変の場合は，罹患部位を中心に，体表だけでなく内臓や骨を含めた深部の精査を行う必要がある．また複数の診療科で成長を含めた評価が必要である．難治であるが，症状に応じて硬化療法や手術療法を検討する．

症 例

症例1：頸部リンパ管奇形（macro）
3歳，男児（図8）

生下時より頸部に macro と舌に micro のリンパ管奇形が存在した．気道に対する影響はなかったが，頸部病変が徐々に増大するため，就園前に治療を行った．治療は全身麻酔下に無水エタノールの注入排出療法を施行した．治療後，囊胞内出血に伴って貧血（Hb 7.8 g/dl）が生じたが，病変の穿刺と鉄剤の投与で軽快した．治療後8年経過した現在，頸部病変は残存するものの軽度の腫脹に留まっている．

症例2：右下口唇頬粘膜リンパ管奇形（micro）
27歳，男性（図9）

生下時より右下口唇が腫脹していた．数年前より同部および右頬粘膜の小囊胞が出現し，出血も生じたため当科を受診した．出血の軽減と整容面での改善を目的に手術療法を行った．全身麻酔下に下口唇ならびに右頬粘膜の表在性病変を切除した．治療後6か月経過し，病変の再増大はない．

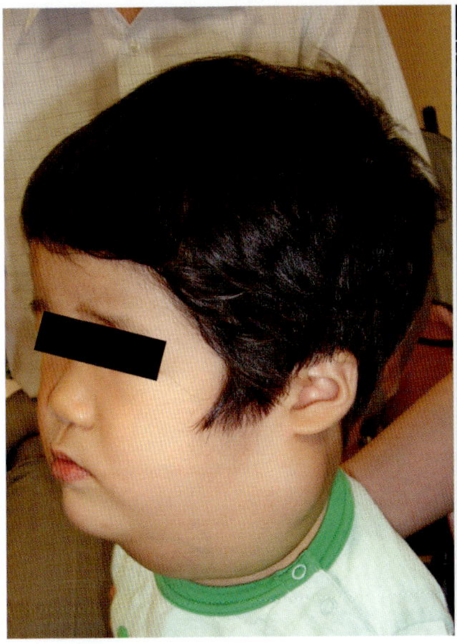

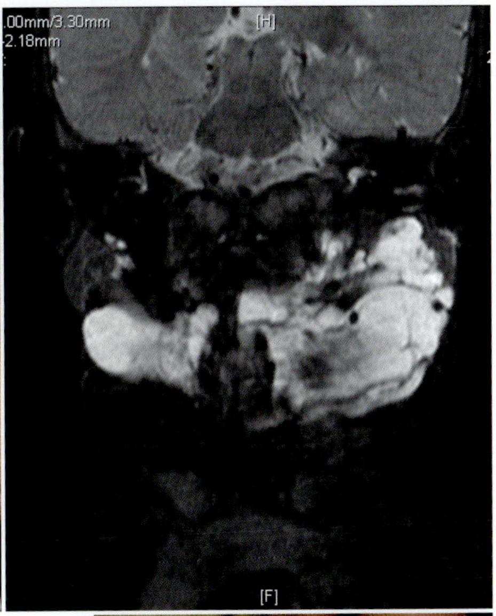

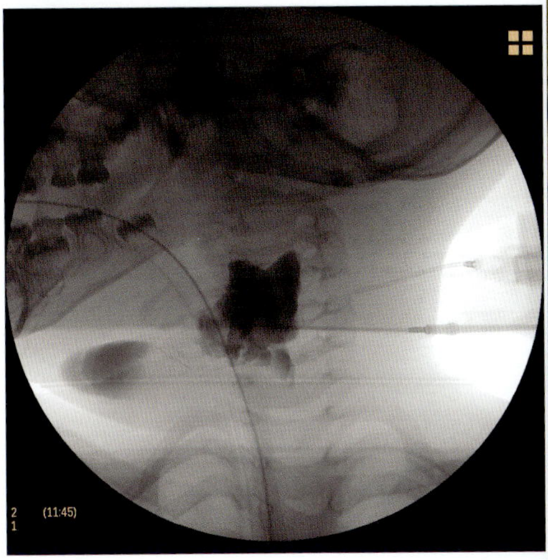

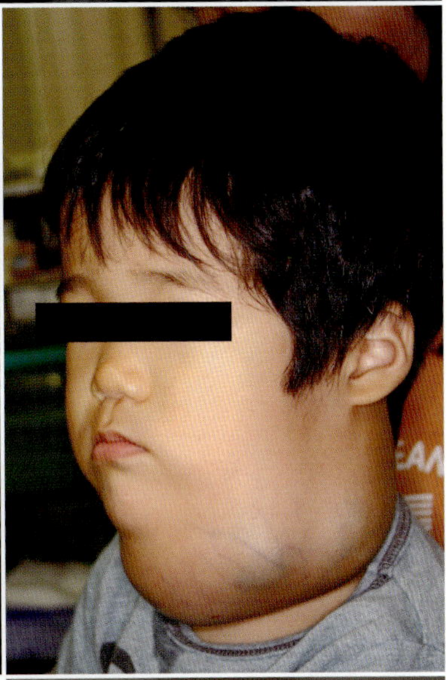

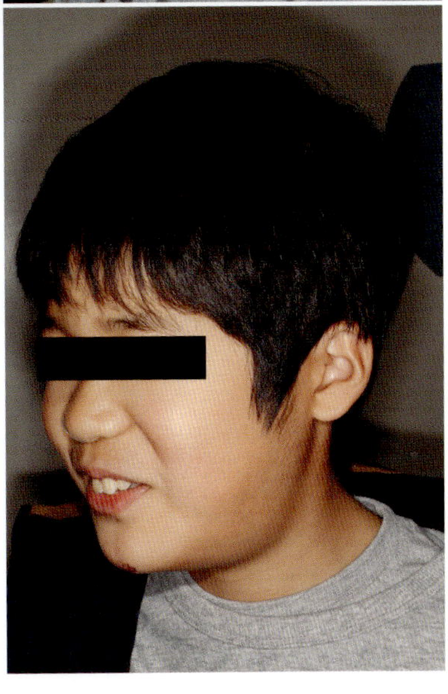

図 8.
症例 1
　　a：治療前臨床像
　　b：治療前 MRI，STIR 像
　　c：硬化療法の透視画像
　　d：硬化療法後 1 か月時所見．治療後，囊胞内出血を生じた．
　　e：術後 8 年

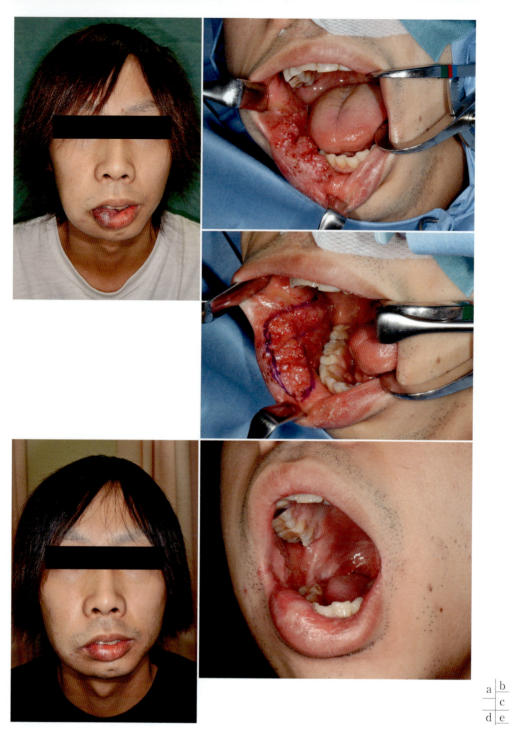

図 9. 症例 2
a, b：治療前. 右下口唇は腫脹し, 口腔内は表在病変が多数存在する.
c：手術デザイン
d, e：術後 6 か月時所見

まとめ

リンパ管奇形の概要,診断ならびに治療法と患者家族への説明のポイントについて述べた.まずは病変の広がりを含めて確実に診断を行うことが重要である.また,罹患部位に特有の症状に留意して診療を行う.広範囲浸潤型では複数診療科での診療が必要なことも多く,各症例で十分な検討が必要である.

参考文献

1) Zadvinskis, D. P., et al.: Congenital malformations of the cervicothoracic lymphatic system: embryology and pathogenesis. Radiographics. **12**: 1175-1189, 1992.
2) Tasnádi, G.: Epidemiology and etiology of congenital vascular malformations. Semin Vasc Surg. **6**: 200-203, 1993.
3) Ninh, T. N., Ninh, T. X.: Cystic hygroma in children: a report of 126 cases. J Pediatr Surg. **9**: 191-195, 1974.
4) Kato, M., et al.: Spontaneous Regression of Lymphangiomas in a Single Center Over 34 Years. Plast Reconstr Surg Glob Open. **5**(9): e1501, 2017.
5) Padwa, B. L., et al.: Cervicofacial lymphatic malformation: clinical course, surgical intervention, and pathogenesis of skeletal hypertrophy. Plast Reconstr Surg. **95**: 951-960, 1995.
6) Alqahtani, A., et al.: 25 years' experience with lymphangiomas in children. J Pediatr Surg. **34**: 1164, 1999.
7) 比企さおりほか:小児リンパ管腫 105 例の臨床的検討:発生部位・病型別治療評価.順天堂医学. **48**: 476-483, 2003.
8) Horbach, S. E. R., et al.: Sclerotherapy for low-flow vascular malformations of the head and neck: A systematic review of sclerosing agents. J Plast Reconstr Aesthetic Surg. **69**: 295-304, 2016.
9) Ogita, S., et al.: Intracystic injection of OK-432: a new sclerosing therapy for cystic hygroma in children. Br J Surg. **74**: 690-691, 1987.
10) Furukawa, H., et al.: Ethanol sclerotherapy with 'injection and aspiration technique' for giant lymphatic malformation in adult cases. J Plast Reconstr Aesthet Surg. **64**: 809-811, 2011.

こんな本が欲しかった！

イチからはじめる 美容医療機器の理論と実践

みやた形成外科・皮ふクリニック院長　宮田成章／著

オールカラー　B5判　182頁　定価(本体価格 6,000円＋税)　2013年7月発行

**美容医療機器の基礎理論から治療のコツまで！
美容医療機器を扱う全ての医家必読の1冊です！**

●目　次●

I．総　論
1. 違いのわかる美容医療機器の基礎理論
2. 人体における機器の反応を知る
3. 料理をベースに美容医療を考えてみよう
4. 肌状態から考える治療方針・適応決定
5. 各種治療器

II．治　療
1. ほくろに対するレーザー治療の実際
2. メラニン性色素疾患に対する治療
3. しわやたるみの機器治療
4. 毛穴・肌理や肌質に対する治療
5. 痤瘡後瘢痕の機器治療
6. レーザー脱毛
7. 最新の機器に対する取り組み

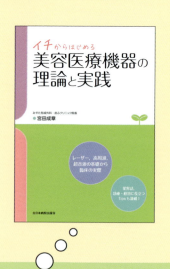

業界話，診療・経営に役立つTipsも満載！

㈱全日本病院出版会　〒113-0033　東京都文京区本郷 3-16-4
TEL：03-5689-5989　FAX：03-5689-8030

お求めはお近くの書店または弊社（ http://www.zenniti.com ）まで！

◆特集／患児・家族に寄り添う血管腫・脈管奇形の医療

患者・家族に寄り添う動静脈奇形の治療

尾崎　峰[*1]　加地展之[*2]

Key Words：動静脈奇形(arteriovenous malformation)，家族(family)，インフォームドコンセント(informed consent)，小児期(childhood)，思春期(adolescence)

Abstract　動静脈奇形(AVM)は血管奇形病変のひとつであるが，唯一，臨床病期分類が存在し，着実に病状が進行するとされる．そして，多くの患者が小児期に病変を認識し，医療機関を受診する．そのため，治療にあたる医師は的確な診断能力そして予後に関する知識を有している必要がある．AVM において最も有効な治療法は完全切除術である．しかし，機能的にも整容的にも侵襲の大きい切除術(完全切除術)は敬遠される傾向にあり，特に小児では塞栓術・硬化療法などの血管内治療や部分切除術がしばしば選択される．血管内治療や部分切除術は症状の改善や病変の進行を抑制する効果があるが，一般に効果は限定的である．また部分切除術は病変の再増大を惹起する危険性が高いとされる．当科の経験でも，部分切除術を選択した症例では最終的に侵襲の大きい完全切除術を要した症例が多かった．このような事実を前提に，患者・家族と将来的な治療展望について時間をかけて話し合う必要がある．

はじめに

動静脈奇形(arteriovenous malformation；以下，AVM)などの血管奇形病変は先天性疾患であり，小児期・思春期に病変の存在に気付くことが多い[1)2)]．また種々の血管奇形病変の中でも AVM は高流速型病変であるため，病変の進行は早く，多様な病態変化を示す[1)~4)]．そのため，AVM については的確な診断，そして予後について，治療にあたる医師は熟知している必要がある．そして，着実に進行する病変であるため，治療の時期について患者・家族と十分話し合い，治療方針を決めていく必要が生じる．本稿では患者・家族への説明において重要となる AVM の診断法，そして予後に関する臨床病期分類について概説する．そして，特に患者・家族との関わりが深くなる小児例の治療について詳述する．

AVM の診断

血管奇形などの脈管性病変には種々のものが存在し，通常は病変を的確に診断できるまでにある程度の時間を要する．小児期や思春期に発症した場合，家族は'血管腫'と言われているが，どのような病変なのか，どのような経過をたどるのか，そして，どのような治療法があるのかなど，非常に多くの疑問と不安を抱えている．我々医療者の使命としては，このような疑問や不安をできるだけすみやかに払拭できるようわかりやすく説明する必要がある．

高流速型病変の場合は，超音波検査により容易に病変内に高流速の血流を見出すことができる．そのため早期の段階で静脈奇形などの低流速型病変(図 1)を除外することが可能である．しかし，高流速型病変だからといって AVM というわけではなく，血流の豊富な血管性腫瘍の可能性もあり，その両者の鑑別が重要となる．血管性腫瘍には良性腫瘍と悪性腫瘍があるが，基本的にはどち

[*1] Mine OZAKI，〒181-8611　三鷹市新川 6-20-2　杏林大学医学部形成外科，准教授
[*2] Nobuyuki KAJI，同

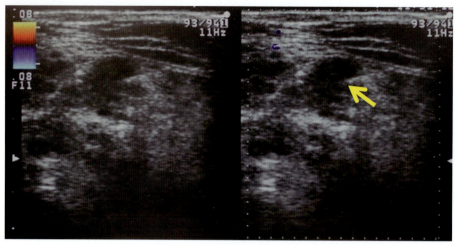

図 1. 静脈奇形の超音波所見
静脈奇形ではカラードップラー所見で血流を認めない(矢印).

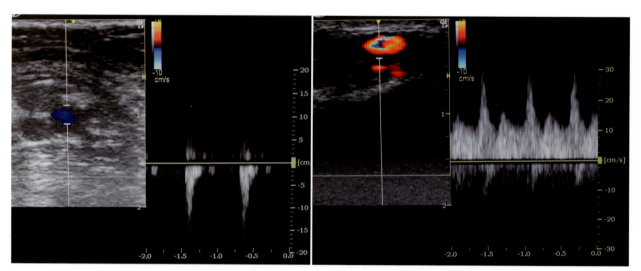

図 2. 正常動脈の超音波所見
正常動脈のパルスドップラーの波形は基本的には鋭的な波形となる(a). 2相性の波形となることも多い(b).

a|b

らでも病変内に存在する高流速成分は正常な動脈構造であり，パルスドップラーの波形において急峻な立ち上がりと比較的急峻な降下を確認することができる(図2). 一方，AVMの場合は病変の本態が動脈と静脈の短絡(シャント)であるため，高流速成分は特にシャント部では乱雑な波形となる(図3). このようなシャント血流が確認できれば，概ねAVMと診断することができる. しかし，病変が小さい場合はAVMの可能性があるとしか診断できず，診断に時間を要する病変も多い. 超音波検査でAVMが疑われた場合は，更なる画像検査として病巣部が明確になる3DCTA(図4)や乱雑な血流によって生じるflow void所見を確認できるMRIなどの画像検査(図5)を施行することで診断を確実なものにすることができる.

AVMの臨床病期分類

種々の血管奇形病変の中で病期分類が存在するのはAVMだけである. つまり，AVMは進行性の病変であり，症状に変化がある. 病期について患者・家族へ説明することは，予後の認識および治療時期の決定という点で非常に重要である.

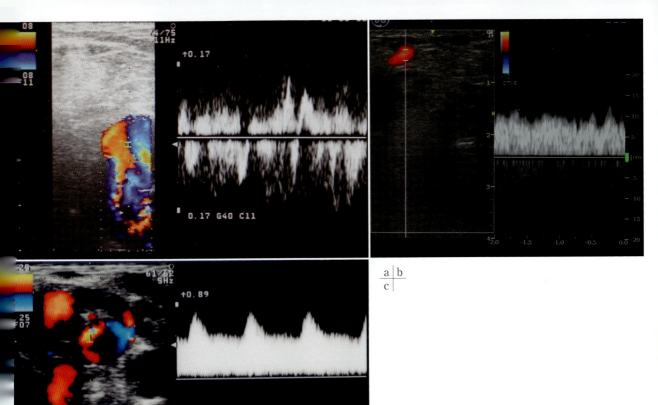

図 3. AVM の種々の超音波パルスドップラー所見
乱流が大きい部位もあれば(a),乱流が比較的安定している部位もある(b).また動脈波形に静脈波形が重なった所見を認めることがある(c).

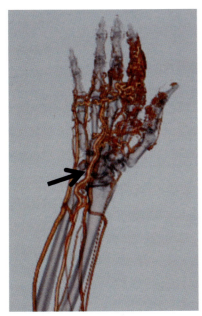

図 4. 右手 AVM の 3DCTA 像
手掌の所見.主に示指が病巣であることがわかる.手掌正中の血管(矢印)が主に病変に関係していると推測できる.

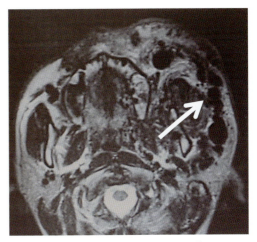

図 5. 左頬部 AVM の MRI 像
皮下病変内に乱雑な血流を示す flow void (矢印)を多数認める.

表 1. Schöbinger 臨床病期分類

病　期	症　状	
I	Quiescence	紅斑・皮膚温上昇
II	Expansion	腫脹・拍動・Bruit
III	Destruction	疼痛・潰瘍形成・出血
IV	Decompensation	うっ血性心不全

動静脈奇形(AVM)の臨床病期分類である．第 I 期から少しずつ進行するとされている．

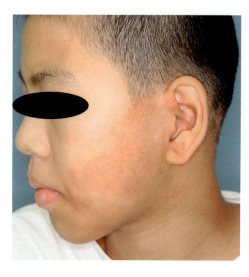

図 6.
紅斑を伴う左頬部 AVM の症例
幼少時に紅斑に対して色素レーザー治療を施行されていた．

　AVM と診断した段階で，現時点で患者がどの病期に属しているのかを的確に把握する．

　Schöbinger の臨床病期分類(表1)[2]では，第 I 期は静止期と呼ばれ，紅斑や皮膚温の上昇を認める時期とされている．紅斑は毛細血管奇形(単純性血管腫)と類似しているため鑑別が困難となる症例も存在する．つまり，この時期に医療機関を受診した患者は，毛細血管奇形と診断され色素レーザー治療を施行されていることも多い(図6)．レーザー治療により一時的に症状の改善を認める場合もあるが，治療抵抗性の病変が多く，家族が不安になり始める時期である．

　第 II 期は拡張期と呼ばれ，病変が増大し，腫脹する時期である．つまり，病変部のシャントによる組織虚血により，流入する動脈の太さや本数が増加し，高流速により血管は蛇行する．異常な動脈の存在が如実になるにつれ，病変部の血管雑音の聴取や異常拍動(スリル)を触知できるようになる．実際の臨床の場において，この時期に医療機関を受診する患者が最も多い[2)3)]．

　第 III 期は破壊期と呼ばれ，病変に潰瘍が生じ，そこから出血を認める時期である．潰瘍周囲の組織は虚血(スチール現象)から皮膚軟部組織として脆弱となり[5)]，しばしば疼痛を伴う．潰瘍は難治性であり，また潰瘍部からの出血は主に動脈性である．この出血は圧迫などにより一時止血は可能であるが，早期に再出血を認めることが多い．そのため，浴室など止血困難な場所で出血した場合は致死的となることもある．救急対応を要する出血の頻度が増すと，就学・就労が困難となり，日常生活が送れなくなる．患者・家族も応急処置などの対症療法のみでは不十分な治療であることを認識し，AVM 自体の治療の必要性を強く感じるようになる．患者・家族の不安が最大となる時期

である．

最後の第Ⅳ期は，代償不全期と呼ばれ，シャント量が増大することで，心臓に負担がかかり高拍出性心不全を呈する．AVMの最終病期とされるが，病状がそれほど破壊的(第Ⅲ期)でなくても心不全に至る症例もあり，必ずしも第Ⅳ期が最終病期であるとは限らない．

以上のようにAVMの症状は進行し，この進行が自然に逆行することはない．しかし，進行速度には個人差があり，放置していれば必ず出血して致死的になるとも限らず，高齢者であっても第Ⅱ期の段階でとどまっている症例もある．しかし，このAVMに特徴的な臨床病期については，臨床医は十分に理解し，そして説明できるようにしておく必要がある．

治療時期の決定

AVMと診断され，臨床病期が明確になった時点で治療時期について，患者・家族と十分に話し合って決定する．その際，診療科によって治療方針に相違があることも理解している必要がある．AVMを治療する主な診療科は形成外科と放射線科であるが，我々形成外科医は整容性を考慮した上で病変の根治を目標に据えることが多い．一方，放射線科医は，根治ではなく症状の改善と病状の進行の抑制が治療の目標であり，Cho分類[6]のtypeⅡのような血管内治療のみで根治が得られるとされる病変を除いて，AVMは治らない疾患と認識している．このように診療科による治療目標の相違が存在するが，現実的に根治困難なAVMは多く，我々形成外科医としても治療には限界があることを痛感している．そして悪いことに，外科的治療介入により，病状が増悪する可能性もある[5)7)]．当然であるが，根治を希望する患者は多く，それを目標にするのが医療の本筋と考えられるが，根治を目標とせず，症状の改善を目標とする放射線科医の方針は非常に合理的で納得のいくものである．ここでは形成外科医の立場として治療時期について述べる．

1．治療方法

AVMの場合は，1)血管内治療，2)部分切除術，3)完全切除術という大きく3つの治療方法があると考えられる．治療時期はそれぞれの治療方法の利点・欠点を患者・家族に十分に説明をしてから決めることになる．

2．小児期(思春期)

小児期(思春期)に医療機関を受診する症例のほとんどは，Schöbinger病期分類の第Ⅰ期または第Ⅱ期の症例であり，この時期は治療を急ぐ必要はないため，待機的に経過観察しながら病状の変化を確認していく．しかし，第Ⅲ期へと病期は進行するため[1)4)8)]，根治的治療が望めるのかどうかを含め，病状の進行を抑制する対策を十分に検討する必要がある．次項で小児期(思春期)のAVM治療について詳述する．

3．成人期

第Ⅲ期は治療の絶対適応である．第Ⅱ期の状態においては，小児期と同様に切除に伴う機能障害の有無，醜状変形の有無について十分に検討する必要がある．小児期と比較すると，完全切除を希望される症例が多いと考えられるが，患者・家族に治療に伴う損失点を十分に説明し，最善の治療を検討する必要がある．

小児期(思春期)のAVM治療

小児期は治療法の決定が本人ではなく家族となるため，より慎重に時間をかけて話し合う必要が生じる．小児期の特徴は，AVMの患者の多くが症状の乏しい第Ⅱ期であること，そして，精神的発達が未熟であることが挙げられ，機能性はもちろん整容性についても最大限考慮する必要が生じる．つまり，小児の場合は術後安静の保持が困難であることの他に，整容性の損失を受け入れる精神的余裕がないため，大きな手術瘢痕となる完全切除や遊離皮弁での再建などの手術は敬遠される傾向にある．そのため，より手術瘢痕の小さい部分切除術や血管内治療が選択されることが多い．もちろん，AVMの部分切除は推奨されるもので

はなく，切除の原則は完全切除であることを忘れてはならない[5)7)]．また塞栓術・硬化療法などの血管内治療は症状を改善させることはできるが[4)7)~11)]，根治性は乏しいと考えてよい．そして，部分切除や血管内治療が選択される場合は術後早期に再増大を認める可能性があることを患者・家族にしっかりと説明しておく．以下，我々の施設において施行された小児AVMに対する治療経験について検討した．

1．対象

2004~2016年までに当科でAVMの治療を行った15歳以下の患者18例について選択した術式，その結果について検討した．

2．疾患の内訳

性別は男児12例，女児6例，初回治療時の年齢は平均7.8歳(2~15歳)であった．罹患部位は頭頸部11例，体幹1例，四肢6例であった．初回に選択した治療法は部分切除術5例，塞栓・硬化療法(血管内治療)が3例，完全切除術は10例であった．完全切除術における再建術式の内訳は縫縮術4例，植皮術が3例，局所皮弁術が1例，遊離皮弁術が2例であった．

3．結果

完全切除術を施行した10例のうち，Parkes Weber症候群と考えられた1例を除いた9例は長期にわたり再発を認めなかった．

部分切除術や塞栓・硬化療法などの血管内治療を選択した8例のうち2例は，病変の縮小を得てから完全切除後に縫縮術を施行した．残りの6例は数年のうちに病変が再増大し，その後，複数回の部分切除術や血管内治療を必要とした．これらのうち4例は病変の増大抑制が困難であったことから，成人期(平均24.8歳)に遊離皮弁を用いた完全切除術を施行した．

4．症例

症例1：13歳．男児．左手動静脈奇形(図7-a~g)

生下時より左手小指を中心に腫瘤が存在した．その後，腫瘤は増大し，近医でAVMと診断された．次第に指尖部の疼痛と出血を認め，止血のための緊急入院を何度か必要とした．また心負荷による軽度の心不全も合併し，内服治療も行っていた(第Ⅳ期)．病変部の管理が困難となり，当科へ紹介となった．左小指指尖部は一部が潰瘍形成を認め，易出血性であり，日常生活への影響を考慮して，病変の完全切除術を施行した．組織欠損部に対しては，遊離腹直筋皮弁術で再建を行った．術後5年が経過したが，再発は認めていない．なお，AVMの完全切除により心不全は改善した．

症例2：8歳．男児．右耳介動静脈奇形(図8-a~k)

1歳時に血管腫との診断で部分切除術が施行された．その後，AVMと診断され，3歳以降，数度の硬化療法を施行された．8歳時に病変は腫大化し，拍動を伴うようになったため当科を紹介された(第Ⅱ期)．耳介から側頭部深部に達するAVMを認めたが，完全切除による耳介欠損は整容的に受け入れられないとのことで，部分切除術を施行した．しかし，切除後1年の時点で拍動を伴う結節が出現した．その後も複数回の部分切除術を施行したが，常に病変の再発を認めていた．19歳時に部分切除では病変の増大は抑えられないと判断し，完全切除および遊離腹直筋皮弁による再建術を施行した．完全切除後1年が経過するが病変の再発は認めていない．今後，皮弁部に耳介形成術を予定している．

5．考察

小児の場合であっても病変の局在が限局的で，切除や再建に伴う機能的・整容的損失が少ないと判断される場合は完全切除術が選択される．AVMの治療としては理想的な治療法であり，適応があると判断できれば，小児であっても積極的に根治的治療を進めた方がよい．縫縮できない皮膚欠損を伴う病変の切除や腱や骨が露出する場合は切除後の再建が必要となるため，術後の経過について家族に十分に説明する必要がある．しかし，多くの家族は大きな手術瘢痕を敬遠する傾向にあるため，完全切除術以外の方法を模索することになる．なお，組織欠損に対する再建方法に関しては，これまである程度厚みをもった皮弁がよ

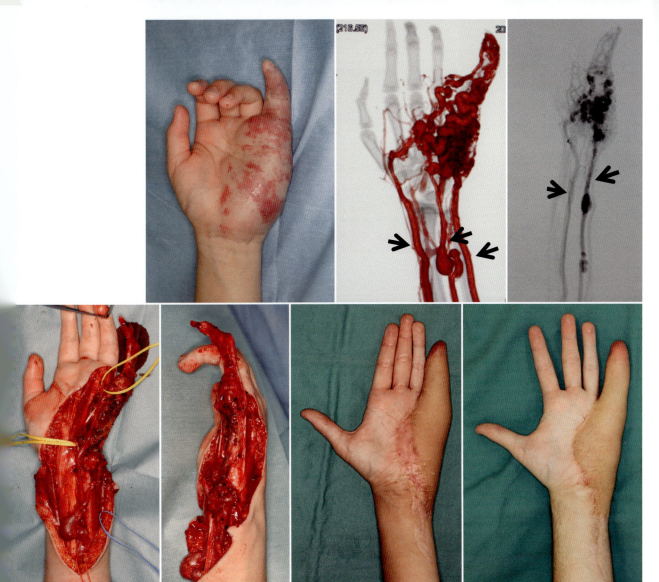

|a|b|c|
|d|e|f|g|

図 7. 症例 1：13 歳，男児．左手動静脈奇形

a：手術直前の状態．指尖部の潰瘍は一時的に改善している．
b：3DCTA 所見．病変部は多数の拡張し蛇行した血管で構成されている．また病変に関与する主要な血管を確認できる（矢印）．
c：血管造影所見．造影剤投与後早期の像．流入血管（矢印）が主に 2 本あることがわかる．
d，e：病変切除直後の状態．指神経は温存した．
f：術後 3 年の状態．遊離腹直筋皮弁で再建した．皮弁は良好に生着している．AVM の再発は認めていない．
g：術後 8 年の状態．それまで瘢痕修正，組織減量術を行っている．AVM の再発は認めていない．

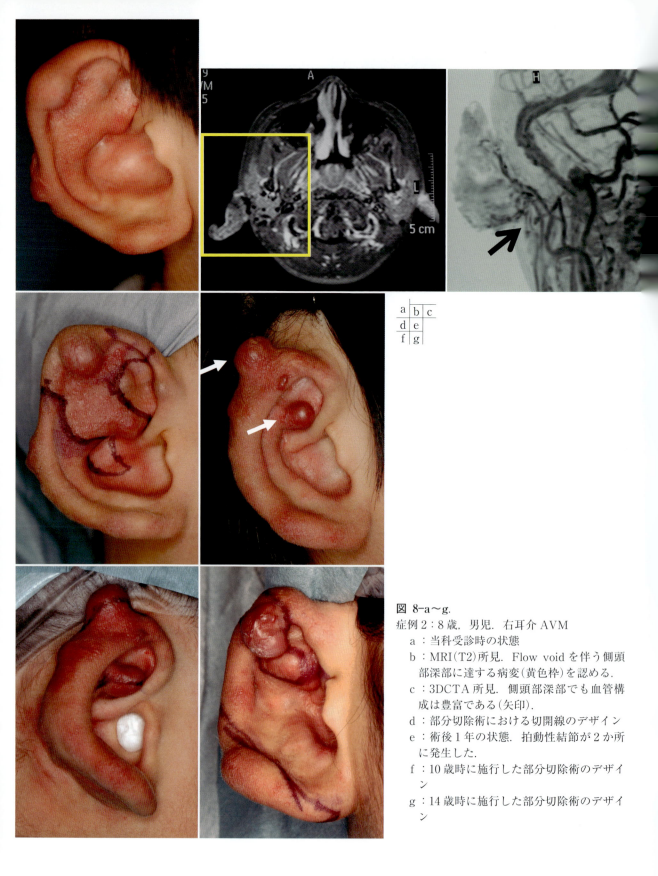

図 8-a～g.
症例 2：8 歳，男児．右耳介 AVM
 a：当科受診時の状態
 b：MRI（T2）所見．Flow void を伴う側頭部深部に達する病変（黄色枠）を認める．
 c：3DCTA 所見．側頭部深部でも血管構成は豊富である（矢印）．
 d：部分切除術における切開線のデザイン
 e：術後 1 年の状態．拍動性結節が 2 か所に発生した．
 f：10 歳時に施行した部分切除術のデザイン
 g：14 歳時に施行した部分切除術のデザイン

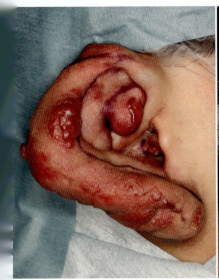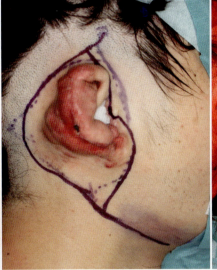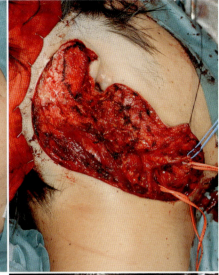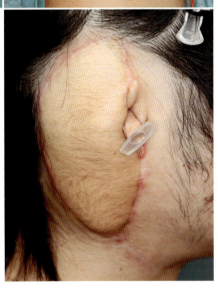

図 8-h～k.
症例2：8歳，男児．右耳介 AVM
h：18歳時に施行した部分切除術のデザイン
i：19歳時に完全切除術を施行した．その際の切開デザイン
j：AVM の完全切除後の状態．顔面動静脈を確保している．
k：完全切除後6か月の状態．腹直筋皮弁を用いて再建した．病変の再発は認めていない．

いとする regulating flap の概念が提唱されているが[2)12)]，病変の切除が十分に施行されていれば，植皮でも構わないと考えている[13)]．

一般に AVM の切除に関して，部分切除術は病変の急速な再増大が生じる可能性が高いため推奨されていないが，小児例では部分切除術が選択される傾向にある．しかし，我々の経験では部分切除を選択した多くの症例が数年のうちに再増大し，追加の部分切除や血管内治療を必要としている．血管内治療により病変の縮小が得られ完全切除術が施行できた2例は，もともと病変が小さく，再増大する前に完全切除が施行可能であった症例である．つまり部分切除や血管内治療を選択した症例では，もともとの病変が小さく限局的なものでない限り，最終的に病変は増大し，成人期に遊離皮弁などを用いた広範な切除術が必要となる可能性が高いと考えられる．

一方，部分切除術においても，AVM の治療は本体として考えられる nidus の切除が遂行できれば根治が得られるとする報告もある[4)14)]．その観点からすれば，nidus の切除のみを目的とした部分切除術が施行できれば，最も合理的な治療法になると考えてよい．しかし，現実的に nidus の切除のみ施行することは困難なことも多く，また，nidus の位置の把握も決して容易ではないため，現時点ではまだ検討の余地のある方法である．

整容的理由にしろ，小児期に完全切除が施行できないとされた場合は，最終的な治療目標を家族

と話し合って決めておく必要がある．すなわち，最終的に根治を求めるのであれば，成人期を待って完全切除術を施行する．根治を求めないのであれば，繰り返しの治療とはなるが，可能な限り血管内治療や部分切除術で対応していく．もし，病状の進行を止めることができなければ，現在の医療では切断や皮弁を用いた広範切除術を選択するしかない場合もある．

まとめ

治療に難渋することの多いAVMについて，患者・家族との話し合いの上でどのように治療方針を決めていくかについて記載した．特に小児では，予後について十分に説明する必要がある．

参考文献

1) Liu, A. S., et al.: Extracranial arteriovenous malformations: Natural progression and recurrence after treatment. Plast Reconstr Surg. 125: 1185-1194, 2010.
   Summary AVMが思春期に増大する傾向にあること，血管内治療よりも切除の方が病変の再発までの期間が長かったことを示した報告．
2) Kohout, M. P., et al.: Arteriovenous malformations of the head and neck: natural history and management. Plast Reconstr Surg. 102: 643-654, 1998.
   Summary AVMに関する性質の調査とAVM切除後に遊離皮弁を用いて再建した症例などに関して体系的に述べた報告．
3) 力久直昭ほか：血管腫・血管奇形の全国疫学調査に向けての予備調査結果の報告—重症度と難治性の分析—．日形会誌．33：583-590，2013．
4) 加地展之ほか：頭頸部動静脈奇形の治療戦略．形成外科．52：1183-1192，2009．
   Summary 血管内治療によりAVMの進行を抑制することができたことを示した報告．
5) Bradley, J. P., et al.: Large arteriovenous malformations of the face: aesthetic results with recurrence control. Plast Reconstr Surg. 103: 351-361, 1999.
6) Cho, S. K., et al.: Arteriovenous malformations of the body and extremities: Analysis of therapeutic outcomes and approaches according to a modified angiographic classification. J Endovasc Ther. 13: 527-538, 2006.
   Summary 血管造影所見を元にAVMにおけるnidusの形態を分類し，その分類に応じて血管内治療の方法を選択した放射線科的に画期的な報告．
7) Jackson, I. T., et al.: Hemangiomas, vascular malformations, and lymphovenous malformations: Classification and methods of treatment. Plast Reconstr Surg. 91: 1216-1230, 1993.
8) 尾崎　峰ほか：動静脈奇形に対する塞栓硬化療法．形成外科．55：1215-1224，2012．
   Summary AVM治療において，根治的切除術を目指すべきであると主張した報告．
9) Chen, W., et al.: A multidisciplinary approach to treating maxillofacial arteriovenous malformation in children. Oral Surg Oral Med Oral Pathol Oral Radiol Endod. 108: 41-47, 2009.
10) 大内邦枝ほか：直接穿刺によるAVM硬化療法．IVR会誌．18：139-143，2003．
11) 大須賀慶悟，波多祐紀：【血管腫・血管奇形治療マニュアル】動静脈奇形（AVM）に対する塞栓療法．PEPARS．71：53-59，2012．
12) Yamamoto, Y., et al.: Experience with arteriovenous malformations treated with flap coverage. Plast Reconstr Surg. 94: 476-482, 1994.
    Summary AVM切除後の組織欠損部に対して，血行のよい組織（遊離皮弁など）を移植した方が再発や再増大が抑制できることを示した報告．
13) 「難治性血管腫・血管奇形・リンパ管腫・リンパ管腫症および関連疾患についての調査研究」班：CQ2：動静脈奇形の切除に際して植皮による創閉鎖は皮弁による再建よりも再発（再増大）が多いか？．血管腫・血管奇形・リンパ管奇形診療ガイドライン2017．189-191，日本インターベンショナルラジオロジー学会，2017．
14) 野村　正ほか：【頭頸部動静脈奇形の最新治療】動静脈奇形に対する手術療法—nidusを見極めるわれわれの試み—．形成外科．60：649-660，2017．

◆特集／患児・家族に寄り添う血管腫・脈管奇形の医療

脈管奇形診療における IVR

大須賀慶悟[*1] 清家志円[*2] 東原大樹[*3]
小野祐介[*4] 田中会秀[*5] 富山憲幸[*6]

Key Words：脈管奇形(vascular malformations)，インターベンショナル・ラジオロジー(interventional radiology)，血管塞栓療法(embolization)，硬化療法(sclerotherapy)

Abstract 　脈管奇形の診療において，IVR(画像下治療)は，外科手術と並んで，脈管奇形に対する積極的治療の一翼を担う．脈管奇形に対する IVR には，血管塞栓術や硬化療法があり，外科手術と比べると，低侵襲的で反復可能である．脈管奇形のうち，IVR の対象となるのは，低流速病変の静脈奇形やリンパ管奇形，高流速病変の動静脈奇形，あるいはこれらの混合型病変である．疼痛・腫脹や出血などの症状を呈する限局性病変がよい適応となる．大型あるいはびまん性病変では，手技の難易度や合併症リスクが高くなり，有効性にも限界がある．当院では，集学的カンファレンス(OUVAC)を通じて，個々の症例の病変部位や症状に応じて，最善の治療選択肢を模索しながら，連携診療に努めている．

はじめに

　画像ガイド下に経皮的治療を行うインターベンショナル・ラジオロジー(IVR)は，近年，脈管奇形にも応用される機会が増え，外科手術と並んで脈管奇形に対する積極的治療の一翼を担っている．脈管奇形に対する IVR には，血管塞栓術や硬化療法があり，手術と比べて低侵襲的で反復できるという特徴がある．しかし，すべての脈管奇形患者が IVR の対象となるわけではなく，個別の病状に応じた治療方針を考える必要がある．当院では，関連診療科による多角的評価や連携を促すため，集学的カンファレンス Osaka University Vascular Anomaly Conference(OUVAC)を行っている．本稿では，OUVAC を通して当院で行われている脈管奇形の診療連携および IVR の位置づけや役割について紹介したい．

当院の集学的カンファレンス

　OUVAC には，放射線科および形成外科をはじめ，整形外科，小児外科，耳鼻咽喉科，脳神経外科，病理部など診療各科の有志医師が参加している．他施設の医師の参加も歓迎している．OUVAC は，毎月の初診患者や治療中の患者について，臨床診断や治療方針に関する検討を行っている．切除例は，臨床・画像所見と病理所見の対比も重ねている[1]．放射線科に紹介される患者が多いが，病変部位や病状に応じて必要な診療科を紹介している．遠方の患者も多いため，なるべく同日に併科受診できるよう診察枠を調整している．毎月の OUVAC で情報共有しておくと，その後の診療の効率化が図れる．局所麻酔下で IVR を行う場合は，放射線科に入院し，放射線部の血管

[*1] Keigo OSUGA，〒565-0871　吹田市山田丘 2-2 大阪大学大学院医学系研究科放射線医学講座，准教授
[*2] Shien SEIKE，同大学器官制御外科学形成外科学，助教
[*3] Hiroki HIGASHIHARA，同大学大学院医学系研究科放射線医学講座，助教
[*4] Yusuke ONO，同大学大学院医学系研究科放射線医学講座，助教
[*5] Kaishu TANAKA，同大学大学院医学系研究科放射線医学講座，特任助教
[*6] Noriyuki TOMIYAMA，同大学大学院医学系研究科放射線医学講座，教授

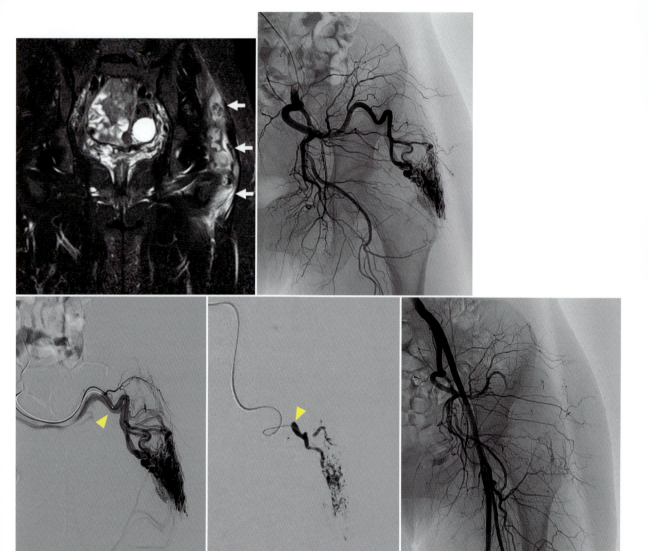

図 1. 40 代，女性．左股関節部の急激な腫脹と歩行困難を認め，MRI で左殿筋 AVM の出血と診断．経動脈的塞栓術を施行

a	b
c	d	e

a：MRI（脂肪抑制 T2 強調像）にて，左中殿筋内に高信号と低信号が混在する血腫を認める（矢印）．
b：左内腸骨動脈造影像にて，左上殿動脈を流入動脈とするナイダスを認める．
c：マイクロカテーテル（矢頭）による選択造影にて，ナイダスと流出静脈を認める．
d：マイクロカテーテル（矢頭）をナイダス直前までさらに挿入し，NBCA-リピオドール（混合比1：5）で塞栓施行．4 か月間隔で 2 回に分けて治療を行った．
e：2 回目の塞栓術後の左総腸骨動脈造影にて，ナイダスはほぼ描出されない．

造影室で治療している．全身麻酔の場合は，形成外科・整形外科・小児外科・耳鼻咽喉科など外科系診療科の手術枠で麻酔科に依頼し，血管造影室への出張麻酔あるいは手術部のハイブリッド血管造影室で治療を行っている．

IVR の適応

自覚症状や機能障害が目立たない間は待機を基本としている．疼痛・腫脹・機能障害・出血などの症状や増大傾向を示す場合に，症状改善や減量・縮小を目的として IVR を行っている．脈管奇

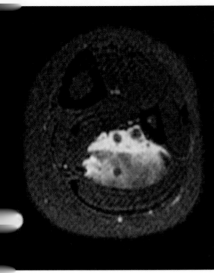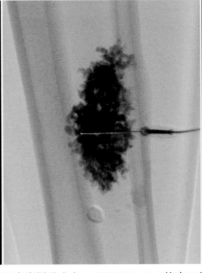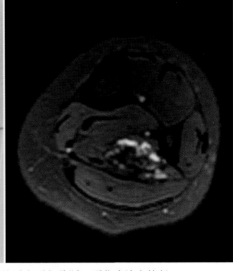

a|b|c 　図 2．10 代，女性．左下腿の疼痛増強あり．MRI でヒラメ筋内の静脈奇形と診断．硬化療法を施行
　　　a：MRI（脂肪抑制 T2 強調像）にて，左下腿ヒラメ筋内に高信号の腫瘤を認める．
　　　b：直接穿刺造影にて，病変内に造影剤の良好な停滞を認める．3％ポリドカノール・フォーム（薬液：空気＝1：4）13 mL を注入した．X 線透視下でフォームを注入すると，陰性造影剤として空気が造影剤を洗い出すように広がる様子が映し出される．4 か月後と 10 か月後に治療を反復した．
　　　c：3 回治療後の MRI で腫瘤の著明な縮小を認める．

形に対する IVR には，高流速型病変の動静脈奇形（AVM）に対する血管塞栓術と，低流速型病変の静脈奇形やリンパ管奇形に対する硬化療法がある．混合型脈管奇形においても，部分的に塞栓術や硬化療法を施行する場合がある．手術の適応についても術後の瘢痕・整容や機能温存性を加味しながら OUVAC で協議し，切除困難例や機能障害の懸念があれば IVR を優先している．無治療の間も病状の進行を監視しながら，生活支障や患者の希望を考慮しながら治療のタイミングを窺っている．

IVR の実際

1．AVM に対する血管塞栓術（図 1）

AVM に対する血管塞栓術の詳細は，本誌 No. 71「血管腫・血管奇形治療マニュアル」にも記述しているので参照されたい[2]．AVM における血管塞栓術の目標は，ナイダスの血流低下や閉鎖である．シャント血流の増加した AVM は流入動脈や流出静脈の拡張・蛇行・瘤化が著しく，血管造影上も複雑に見える．ナイダスの血管構築によって，最適な塞栓物質や塞栓経路の選択が異なるため，血管造影像の詳細な分析が重要である．塞栓物質には，金属コイル，マイクロスフィア，接着剤（n-butyl cyanoacrylate；NBCA），エタノールなどが用いられ，各々の特徴を理解して使い分ける必要がある．コイルは，主に太い動静脈瘻や流出静脈部の閉塞に用いる．コイルによる流入動脈の中枢塞栓は，ナイダスへの側副路発達を促すため避けるべきである．マイクロスフィアは，粒子が通過しないような微細シャントに限定されるが，我々は過去に高吸水性ポリマーを用いて症状改善を経験している[3]．ナイダスの長期的な閉塞には NBCA やエタノールなどの液体塞栓物質が有効と考えられているが，いずれもかなり専門的な血管内治療の技術と経験が必要である．特に，エタノールは，注入時に激痛を伴うため全身麻酔が必要である[4]．

ナイダスへの到達経路は，血管構築に応じて経動脈・経静脈・直接穿刺を使い分ける[5]．いずれのアプローチでも，塞栓術中の血行動態のモニタリングのために動脈造影は不可欠である．塞栓のエンドポイントとしてナイダスの減弱や流静脈描出遅延が指標となる．経動脈的塞栓術では，正常枝を十分越えて，ナイダス直前までカテーテルを

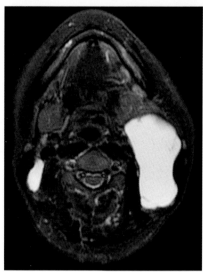 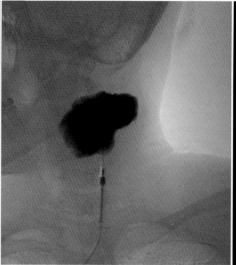 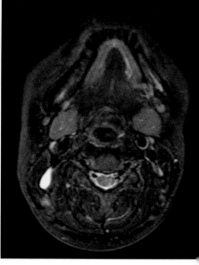

図 3. 40 代，女性．左頸部リンパ管奇形に対する硬化療法
a：MRI(脂肪抑制 T2 強調像)にて，左頸部に辺縁に隔壁を伴う高信号の囊胞性病変を認める．右頸部にも小囊胞性病変を認める．
b：囊胞を直接穿刺し 50 mL 排液後の造影．OK-432 2KE/20 mL(生理食塩水)を注入した．
c：治療 1 年後の MRI にて，左頸部の囊胞性病変はほぼ消失している．

超選択的に挿入する必要がある．流入動脈の蛇行が強い場合や，流入動脈が多数ある場合は，経静脈的アプローチも有用である．カテーテルで到達困難な場合は，超音波や血管造影のロードマップ透視下にナイダスを直接穿刺して塞栓することも選択肢となる．

2．低流速型脈管奇形に対する硬化療法(図 2, 3)

主に静脈奇形およびリンパ管奇形が対象となる．静脈奇形に対する硬化療法の目標は，硬化剤注入による血管内皮障害や血栓化による病変の器質化・線維化と縮小である．超音波や X 線透視下に病変を穿刺し，造影で病変腔の描出を確認しながら硬化剤を注入する．導出静脈への流出が目立つ場合は圧迫やターニケット駆血で調節する．硬化剤は，従来，エタノール，オレイン酸モノエタノラミン(EO)，ポリドカノールなどが選択肢となる．我々は，洗浄性硬化剤であるポリドカノールを空気や炭酸ガスと撹拌して泡立てたフォームを用いることが多い．フォームの利点は，血液を置換し希釈を受けずに血管壁に長く接しやすいこと，純薬剤量を減らせること，超音波で高輝度を示し観察しやすいこと，などである．フォーム不応例には，エタノールやブレオマイシンの併用を取り入れている．我々の施設で主に成人を対象に行ったアンケート調査では，40 例(平均 28 歳)の四肢静脈奇形に平均 2.6 回(1〜10 回)の硬化療法を行い，83％で疼痛軽減，80％の患者で満足度が得られている[6]．小児例(中央値 11 歳)でも調査を行い，82％で疼痛軽減，72％で満足度が得られている[7]．

一方，囊胞性 LM には，OK-432(ピシバニール)注入療法が第一選択となる．OK-432 は，1 KE/10〜20 mL の溶液を調整し，囊胞を穿刺吸引し，吸引量と同量の溶液を囊胞内に注入する．注入後は，一過性に発熱や強い腫脹を認めることが多い．OK-432 不応時は，大型囊胞性病変の場合は，内容液の穿刺吸引後，エタノール注入と吸引を反復する吸引洗浄法を行っている[8]．病変腔が細かい海綿状病変には，ブレオマイシン注入を試しているが，充実性に近い病変は，しばしば難治性である．

IVR の周術期管理とフォローアップ

血管塞栓術や硬化療法後 1〜2 週間は，急性炎症による患部の有痛性腫脹を認める．特に，最初の 2〜3 日は腫脹が強いため，必要に応じて鎮痛消炎剤・ステロイドや抗生物質の投薬や冷却を行う．

皮膚の色調変化，運動・知覚障害に加えて，ヘモグロビン尿や溶血性腎障害の発生にも注意する．前腕や下腿の高度腫脹では，コンパートメント症候群に注意が必要である．口腔咽頭病変の高度腫脹で気道閉塞が危惧される場合は，事前に耳鼻咽喉科に気管切開の要否や術後管理を相談している．

治療効果は，約1か月後に自他覚症状の変化や超音波で評価している．残存病変や症状の持続があれば，適宜，追加治療を行う．病変がある程度大きな症例では，最初から治療の反復を前提としている．IVR による完全治癒は稀であり，病変の再増大も起こり得るため，長期的な経過観察に努めている．

IVR の合併症

血管塞栓術や硬化療法の合併症として，急性期の疼痛・腫脹，皮膚障害（水疱・びらん・潰瘍・壊死），二次感染，血栓性静脈炎，深部静脈血栓症・肺塞栓症，溶血・横紋筋融解，筋拘縮，筋コンパートメント，神経障害，アナフィラキシー，造影剤アレルギーなどが挙げられる[9]．特に，エタノールを用いた場合は，組織壊死や神経障害のリスクが高くなり，過量投与で中毒症や心肺虚脱の危険がある．気泡を含むフォーム硬化剤では奇異性塞栓にも注意が必要である．合併症は過剰治療に起こり易く，1回の治療で無理をせず，分割・反復する姿勢が必要と思われる．近年，低流速型脈管奇形に対してブレオマイシンを用いた報告が増えている．本来，抗癌剤のため安全性，特に肺線維症の懸念があるが，1,325 例のメタアナリシスでは，肺線維症の発症は認めていない[10]．しかし，上肢リンパ管静脈奇形の8か月児にブレオマイシン7 mg（1.2 mg/kg）を注入した翌日より，一過性に急性呼吸障害と気胸・縦隔気腫を呈した症例報告もあるが，因果関係は不明である[11]．

まとめ

低侵襲で反復可能な IVR は，症状を有する脈管奇形に対して有効な選択肢である．しかし，大型・びまん性病変には限界があり，合併症リスクも伴う．個々の病変の血管構築や血行動態に応じた病変到達アプローチや硬化剤・塞栓物質の選択が重要である．関連診療科の連携診療や長期 follow 体制が必要である．

参考文献

1) 大須賀慶悟ほか：阪大病院における血管奇形の集学的診療 OUVAC と IVR 治療の実際．臨床画像．30(5)：534-539，2014．
2) 大須賀慶悟，波多祐紀：【血管腫・血管奇形治療マニュアル】動静脈奇形（AVM）に対する塞栓療法．PEPARS．71：53-59，2012．
3) Osuga, K., et al.：Embolization of high flow arteriovenous malformations：experience with use of superabsorbent polymer microspheres. J Vasc Interv Radiol. 13：1125-1133, 2002.
4) Do, Y. S., et al.：Ethanol embolization of arteriovenous malformations：interim results. Radiology. 235：674-682, 2005.
5) Cho, S. K., et al.：Arteriovenous malformations of the body and extremities：analysis of therapeutic outcomes and approaches according to a modified angiographic classification. J Endovasc Ther. 13：527-538, 2006.
6) Nakamura, M., et al.：Percutaneous sclerotherapy for venous malformations in the extremities：Clinical outcomes and predictors of patient satisfaction. Springerplus. 3：520, 2014.
7) Nakahata, K., et al.：Patient satisfaction after sclerotherapy of venous malformations in children. Pediatr Int. 58：721-725, 2016.
8) Furukawa, H., et al.：Ethanol sclerotherapy with 'injection and aspiration technique' for giant lymphatic malformation in adult cases. J Plast Reconstr Aesthet Surg. 64(6)：809-811, 2011.
9) 難治性血管腫・血管奇形についての調査研究班．血管腫・血管奇形診療ガイドライン 2013 年版．96-100，2013．
10) Horbach, S. E., et al.：Intralesional bleomycin injections for vascular malfromations：a systematic review and meta-analysis. Plast Reconstr Surg. 137：244-256, 2016.
11) Atwa, K., et al.：Acute pulmonary toxicity following intralesional administration of bleomycin for lymphovenous malformation. Pediatr Pulmonology. 45：192-196, 2010.

「使える皮弁術―適応から挙上法まで―上・下巻」

編集／慶應義塾大学教授　中島　龍夫
　　　日本医科大学教授　　百束　比古

B5判　オールカラー　定価各（本体価格 12,000 円＋税）

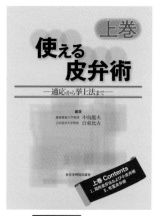

▽皮弁外科の第一線で活躍するエキスパートが豊富なイラストや写真で本当に「使える」皮弁術を詳しく解説！

▽「局所皮弁法および小皮弁術」、「有茎皮弁術」、「遊離皮弁術」、「特殊な概念の皮弁術・新しい方法」の4部に分けて、わかりやすくまとめました！

是非、手にお取りください！！

目次

上巻　188頁

Ⅰ．局所皮弁法および小皮弁術
Z形成術とその理論―planimetric Z plasty を含めて―
皮膚欠損修復に有用な幾何学的局所皮弁法
正方弁法と square flap principle
眼瞼、頬部再建に有用な局所皮弁
逆行性顔面動脈皮弁―特に外鼻、口唇の再建―
SMAP皮弁―顔面再建―
美容外科で用いる局所皮弁
唇裂手術に有用な局所皮弁・皮下茎皮弁
手・指の再建に有用な皮弁
皮下茎皮弁の適応―体幹四肢の再建―
Central axis flap method―multilobed propeller flap, scar band rotation flap, pin-wheel flap―
舌弁の適応と作成法

Ⅱ．有茎皮弁術
大胸筋皮弁―頭頸部再建―
後頭頸部皮弁　Occipito-Cervico(OC) flap
SCAP(superficial cervical artery perforator)皮弁―頭頸部再建　遊離皮弁の可能性も含めて―
鎖骨上皮弁―頸部再建―
DP皮弁・僧帽筋皮弁―頸部再建―
広背筋皮弁
有茎腹直筋皮弁―乳房・胸壁・会陰部・骨盤腔の再建―
SEPA皮弁―男性外陰部再建など―
殿溝皮弁(Gluteal fold flap)
大殿筋穿通枝皮弁―仙骨部再建―
VAFを利用した大腿部皮弁―鼠径外陰部再建―
大腿二頭筋皮弁―坐骨部褥瘡再建―
遠位茎腓腹皮弁による下腿・足再建
内側足底皮弁―踵再建―
DP皮弁―頭頸部再建―

下巻　192頁

Ⅲ．遊離皮弁術
前外側大腿皮弁―anterolateral thigh flap；ALT皮弁―
鼠径皮弁
浅腸骨回旋動脈穿通枝皮弁(superficial circumflex iliac artery perforator flap；SCIP flap)
肩甲下動脈皮弁―肩甲皮弁，広背筋皮弁，肩甲骨弁，肋骨弁―
TAP皮弁
腹直筋皮弁
DIEP flap
S-GAP flap（上殿動脈穿通枝皮弁）・I-GAP（下殿動脈穿通枝皮弁）
前腕皮弁
内側腓腹筋穿通枝皮弁
腓骨穿通枝皮弁と腓骨弁
足・足趾からの遊離皮弁

Ⅳ．特殊な概念の皮弁術・新しい方法
瘢痕皮弁　Scar(red) flap
キメラ型移植術による頭頸部再建
穿通枝スーパーチャージング超薄皮弁
穿通枝茎プロペラ皮弁法―The Perforator Pedicled Propeller(PPP) Flap Method―
穿通枝皮弁と supermicrosurgery
プレファブ皮弁―血管束移植皮弁と組織移植皮弁―
顔面神経麻痺の機能再建(1)　側頭筋移行術
顔面神経麻痺の機能再建(2)　薄層前鋸筋弁
機能再建―有茎肋骨付き広背筋皮弁を用いた上腕の機能再建―
皮弁による上眼瞼の機能再建
内胸動脈第3肋間穿通枝と胸肩峰動脈の吻合を利用した大胸筋皮弁
Expanded-prefabricated flap
VAFとV-NAF
拡大大殿筋皮弁

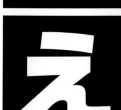
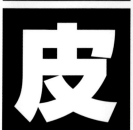
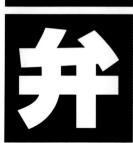
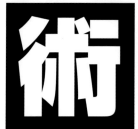

（株）全日本病院出版会

〒113-0033　東京都文京区本郷3-16-4
TEL：03-5689-5989　FAX：03-5689-8030
http://www.zenniti.com

◆特集/患児・家族に寄り添う血管腫・脈管奇形の医療

混合型脈管奇形

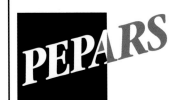

佐々木　了[*1]　石川耕資[*2]

Key Words : *PIK3CA*, PROS, 創傷治癒(wound healing), 脈管奇形(vascular malformations), クリッペル・トレノネー・ウェーバー症候群(Klippel-Trenaunay-Weber syndrome)

Abstract　混合型脈管奇形はしばしば骨格性肥大症や指趾などの先天異常を伴う症候群として発生し，症状が多種多彩かつ進行性で，現状では根本的治療法もなく，生涯にわたる疾患コントロールを余儀なくされることが多い．しかし，近年の遺伝子研究の進歩により，脈管奇形の責任遺伝子と思われるものの体細胞変異が複数発見されており，治療に明るい兆しが見えてきている．混合型脈管奇形を概説し，その代表的症候群である KTS および *PIK3CA* 関連過成長症候群スペクトラム(PROS)に関して詳述した．KTS に代表される PROS は多種多様な表現型と症状を有し，概して進行性である．血流動態と構成脈管タイプを含めて正確に診断し，各種脈管奇形に対応した治療を計画する必要がある．長期の管理が必要で，ここに合わせたテーラーメイド治療と多方面からの医療的支援を行うべきである．PI3K シグナル伝達経路を阻害する標的療法は，将来 PROS に対する新たな治療選択肢を提供するかもしれない．

はじめに

　混合型脈管奇形はしばしば骨格性肥大症や指趾などの先天異常を伴う症候群として発生し，症状が多種多彩かつ進行性で，現状では根本的治療法もなく，生涯にわたる疾患コントロールを余儀なくされることが多い．しかし，近年の遺伝子研究の進歩により，脈管奇形の責任遺伝子と思われるものが複数発見されており，治療に明るい兆しが見えてきている．

　本稿では，混合型脈管奇形を含む症候群の代表的疾患である Klippel-Trenaunay 症候群(KTS)と，*PIK3CA* 遺伝子に関連する過成長症候群スペクトラム(PROS)と将来の治療展望に関して詳述する．

[*1] Satoru SASAKI，〒060-0004　札幌市中央区北4条西7丁目3-8　国家公務員共済組合連合会斗南病院血管腫・脈管奇形センター，センター長/形成外科，科長

[*2] Kosuke ISHIKAWA，〒060-8638　札幌市北区北15条西7丁目　北海道大学大学院医学研究院形成外科学

分類と表記

　脈管異常は ISSVA 分類にて血管性腫瘍と脈管奇形に大別され，脈管奇形は脈管構成要素により毛細血管奇形(CM)，静脈奇形(VM)，動静脈奇形(AVM)，リンパ管奇形(LM)，およびこれらの複数要素の混在した混合型に細分される．混合型脈管奇形は構成要素の組み合わせにより，LVM(=LM+VM)，CLM(=CM+LM)，CLAVM(=CM+LM+AVM)のように表記される．混合型では症例ごとにその脈管の構成比率が異なっており，同じ LVM と表記されても LM 主体の場合と VM 主体の場合では症状や治療法が異なってくる場合もあり，VM 主体なら VLM のように表記の順序を変えることがある．

症状と治療の概説

　単独型の脈管奇形同様に混合型でも限局性小病変であれば根治に至ることがあるが，浸潤性かつ広範囲にわたることがしばしばあり，難治性であることが多い．脈管奇形の症状は全般に，色調異

表 1. 脈管奇形を伴う症候群と遺伝子変異(2018 年 ISSVA 分類;文献 1)より抜粋)

		遺伝子変異
Klippel-Trenaunay 症候群*	CM+VM(+/−LM)+四肢過成長	*PIK3CA*
Parkes Weber 症候群	CM+AVF+四肢過成長	*RASA1*
Servelle-Martorell 症候群	四肢 VM+骨劣成長	
Sturge-Weber 症候群	顔面 CM+脳軟膜 CM+眼球異常(+/−骨または軟組織過成長)	*GNAQ*
青色ゴムまり様母斑症候群	全身多発性 VM+消化管 VM	*TEK(TIE2)*
Limb CM+congenital nonprogressive limb overgrowth	四肢 CM+先天性非進行性四肢過成長	*GNA11*
Maffucci 症候群	VM(+/−spindle cell hemangioma)+内軟骨腫	*IDH1/IDH2*
巨頭症-毛細血管奇形症候群(M-CM/MCAP)*	巨頭症+CM	*PIK3CA*
Microcephaly:CM(MICCAP)	小頭症+CM	*STAMBP*
CLOVES 症候群*	LM+VM+CM(+/−AVM)+脂肪腫様過成長	*PIK3CA*
Proteus 症候群	CM+VM(+/−LM)+非対称(モザイク)的過成長	*AKT1*
Bannayan-Riley-Ruvalcaba 症候群	AVM+VM+巨頭症+脂肪腫様過成長	*PTEN*
CLAPO 症候群*	下口唇 CM+顔面頸部 LM+顔と四肢非対称+部分/全身過成長	*PIK3CA*

*PROS に属する疾患
CLOVES syndrome ; congenital lipomatous overgrowth, vascular malformations, epidermal nevi, scoliosis/skeletal and spinal syndrome

常,醜状変形,多汗,疼痛,感染,出血,肥大,萎縮,硬結,拘縮,潰瘍形成,壊死などがあるが,混合型の症候群ではこれらが複雑に発現,進行し,生活の質に大きな影響を及ぼす.構成要素の比率が症例ごとに異なるため,LM 主体なら感染,AVM 主体なら出血,VM 主体なら疼痛というように,主症状が変化しやすい.現状では,各構成脈管奇形に対する治療(レーザー照射,硬化療法,塞栓術,切除術,圧迫療法,対症療法など)の組み合わせで対処せざるを得ず,構成脈管割合を含めての正しい診断がよりよい治療につながる.難治例では乳児期から高齢期までの治療計画を持つことが必要で,学校や就職といった各世代での生活スケジュールにも配慮しなければならない.

脈管奇形に関連する症候群

これまで脈管奇形に骨格や軟組織などの異常を伴う症候群が多数報告されているが,近年の遺伝子解析の進歩により,KTS を含めていくつかの疾患は同一遺伝子に関連したスペクトラムに入ると認識されつつある[1](表1).

1. Klippel-Trenaunay 症候群(KTS)

Maurice Klippel と Paul Trenaunay により,port wine stain(CM),静脈瘤(VM),および患肢の骨軟部組織肥大を三徴とする疾患として,1900 年に報告された[2].混合型脈管奇形に関連する代表的な症候群であり,詳細は後述する.

2. Sturge-Weber 症候群

顔面の主に三叉神経支配領域の CM に,眼球や頭蓋内にも血管奇形を合併する疾患である.多くは片側性だが,両側性にも生じる.眼球脈絡膜の血管奇形により眼圧の亢進,緑内障がみられ,失明することもある.脳軟膜の血管奇形により,痙攣発作や片麻痺・知的障害をきたすことがある.*GNAQ* 遺伝子変異が指摘されている.顔面の CM にはレーザー治療を行うが完全消失例は少ない.整容的改善目的に化粧品によるカバーも多用される.抗痙攣薬を小児期から服用することも多い.

3. 青色ゴムまり様母斑症候群(blue rubber bleb nevus syndrome)

全身の皮膚に多発する VM に消化管の VM が合併する疾患である.他に肝臓,肺など様々な臓器に脈管奇形を認めることがある.血液凝固異常(LIC)をしばしば合併する.*TIE2* 体細胞遺伝子変異が指摘されている.皮膚の血管奇形を外科的に切除するが再発も少なくない.消化管出血に伴

う貧血の治療も重要となる．

4．Maffucci 症候群

軟骨の良性の拡大（内軟骨腫；enchondroma），骨の変形，暗赤色の不整形の血管性腫瘤を特徴とする症候群である．血管性腫瘤は主に VM，時に紡錘型細胞血管腫からなる．内軟骨腫は主に長管骨に発生し骨折をきたしやすい．また約 30％が将来悪性化（軟骨肉腫；chondrosarcoma）する可能性があり注意が必要である．*IDH1/IDH2* 遺伝子変異が指摘されている．

Klippel-Trenaunay 症候群（KTS）

1．KTS の定義

KTS は低流速型脈管奇形（CM，VM，LM）と患肢過成長が合併した症候群である．四肢の port wine stain（CM），表在・深部静脈系の異常（VM），リンパ浮腫やリンパ濾胞（LM）などを特徴とする．2014 年改訂版以降の ISSVA 分類では，LM は必須とされていない[3]．

2．Parkes Weber 症候群（PWS）などとの鑑別診断

PWS は，Frederick Parkes Weber によって 1907 年に最初に報告された疾患[4]で，CM，動静脈瘻（AVF），および四肢の過成長[3]の存在によって定義され，*RASA1* 遺伝子の生殖系列不活性化突然変異と関連している[5][6]．四肢の肥大を伴う血管奇形症候群であり，以前は KTS と同一疾患として Klippel-Trenaunay-Weber 症候群と呼称されたが，現在は高流速型の PWS と低流速型の KTS を区別するようになっている[7]．KTS 患者の CM や VM 病変においては，非常に小さな局在性の動静脈奇形が生じ，詳細な検査技術によって検出可能である[8]が，大きな AVF を有する PWS では KTS とは対照的に変形が時間とともに絶え間なく進行する傾向があり，四肢の機能的予後は不良となる．しかし，臨床的にこれらの症候群を出生時や乳幼児期に鑑別することは困難なことが多く，慎重に観察と定期的検査を行ったうえで管理していくことが重要となる．

また KTS との鑑別を要する疾患として，四肢のびまん性 CM に先天性非進行性の四肢過形成を伴う病態では *GNA11* 遺伝子変異の関与が示唆されており，KTS とは異なる疾患として主張されている[9]．

3．*PIK3CA* 関連過成長症候群スペクトラム（*PIK3CA*-related overgrowth spectrum；PROS）

脈管奇形関連の分子遺伝学的研究は近年大きく進歩した．phosphoinositide 3-kinases（PI3Ks）は，成長，増殖，運動性，生存および代謝を含む基本的な細胞プロセスの調節における重要なシグナル伝達酵素であるが，PI3K の α-サブユニットをコードする *PIK3CA* 遺伝子の体細胞モザイク活性化突然変異によるとされる脈管奇形関連症候群が複数発見され，これらを *PIK3CA* 関連過成長症候群スペクトラム（PROS）と総称するようになっている．PROS には，KTS のほか，巨頭症-毛細血管奇形症候群（M-CM/MCAP），CLOVES 症候群（congenital lipomatous overgrowth, vascular malformations, epidermal nevi, scoliosis/skeletal and spinal syndrome），CLAPO 症候群（Capillary malformation of the lower lip, lymphatic malformation of face and neck, asymmetry of face and limbs, and partial/generalized overgrowth syndrome）などが属しており[1][10][11]（表 1），低流速型脈管奇形と肥大症の合併などにおいて類似性を多数認める[12][13]．PI3K シグナル伝達経路の重要性を考慮すると，経路をアップレギュレートする生殖系列突然変異は，胚発生の間に致死的である可能性が高いが，モザイク変異は，部分的な過増殖障害を引き起こす可能性がある．これらのモザイク型突然変異は，胚発達中の接合後段階で起こるため，疾患の表現型の特徴が個体ごとに異なると考えられている[13]．最近の研究では，KTS 患者 21 人のうち 19 人が PIK3-CA 突然変異の体細胞モザイクを同定されている[10]．

PIK3CA 遺伝子の突然変異は様々なヒト癌においても同定されており，創傷治癒における

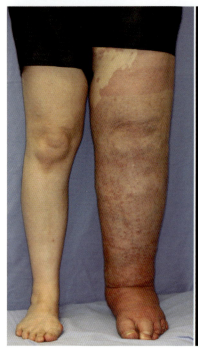
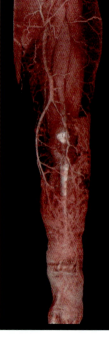

図 1.
40 歳，女性．KTS
　a：臨床所見
　b：3D-CT angiography

PI3K シグナル伝達経路の重要な役割も報告されている．PI3K シグナル伝達経路に着目した分子標的薬開発は，抗がん剤が先行している[12]が，最近の研究では，*PIK3CA* の阻害が PROS 患者の有望な治療戦略であるという臨床研究が報告された[14]．PROS は進行性疾患であり，この経路のダウンレギュレーションが疾患の進行および過成長を予防する可能性があることから，初期段階（小児期）で本剤を適用できれば，画期的な治療法になり得ると考えられる．

4．KTS の特徴

部分的な過増殖障害を有する PROS 患者には所見の重複があるが，一般的に様々な身体部分がモザイクパターンで罹患し得る．大多数の KTS は，深部静脈異常の有無に関わらず，CM，VM と下肢に限定される片側肥大症として現れる（図 1）が，上肢，体幹，および内臓の関与も起こり得る．多くの場合，三徴のうちの少なくとも 1 つ（最も一般的には CM）は，出生直後に発見されるが，残りの徴候（VM およびその後の四肢の過成長）は，子供が歩行を開始する時に明らかになることが多い．発生部位は下肢が 88〜95％，上肢は 26〜29％，下肢片側性は 72％，上肢下肢両方での発症が 18％ と報告されている[15)16)]．KTS 発生に男女差はないとされ，散発的に発生する．本邦の大規模産科病院での研究で新生児の先天性異常の有無を調べたところ，27,472 人中 KTS は 1 例が診断されており[17)]，本邦発生率は 0.004％ 程度であろうと示唆されている．KTS の重症度は軽度のものから生命予後に関わるような重症のものまで様々である．起こり得る症状および合併症には，疼痛，罹患した皮膚，消化管，尿生殖路からの出血，表在性血栓性静脈炎，蜂巣炎，リンパ浮腫，皮膚潰瘍，凝固障害，深部静脈血栓症，および肺塞栓症などがあり，さらに，身体障害により日常生活に支障をきたす可能性がある．

5．KTS の管理

個別管理が必要であり，その重症度に基づいて症状の治療を行う．しかし，KTS の症状と障害は非常に多岐にわたるため，症候性または美容上懸念される病変の外科的処置には，賛否両論がある[16)]．KTS の管理は，後述する治療選択肢の組み合わせで構成され，一般的に長期にわたり複数回の治療を必要とする．KTS 患者は，身体的，心理的，社会的側面に関して複数の医療ケアを受けるべきであり，現在は KTS を完治することはできないため，適切な社会的支援を提供するためにも，医師と患者の良好な関係を築くことも重要である．

6. KTSの毛細血管奇形(CM)

CMは，地図状または染み状として現れ，主に患肢の外側から隣接する体幹に拡がる．自然褪色はほとんどなく，加齢に伴い色が濃くなる傾向がある．地図状分布例では，LM併発と蜂巣炎，痛みおよび出血などの合併症を有する可能性がより高い[18]．CMの皮膚潰瘍は後に出血しやすく，外科的切除を必要とするが，罹患皮膚の創傷治癒は遅延しやすい傾向がある．

近年ではパルス色素レーザー(PDL)がCMの治療の主流であり，長パルス幅で冷却装置付きのPDLでは，血管特異性を損なうことなく，より深い皮膚深達度を得ることができる．KTSのCMコントロール目的に著者は主に3 msec-10 J/cm^{2}から10 msec-15 J/cm^{2}程度の設定を症例に応じて使い分けている．PDLの合併症は頻繁ではないが，色素変性や瘢痕化をきたすことがある．KTS患者の赤色調の軽減にPDLはある程度まで有効だが，軟組織の肥大を伴う大きなCMおよび四肢遠位のCMは顔面頸部のCMよりもレーザー治療にあまり反応しない傾向がある．CM深部にあるVMを標的とする硬化療法もまた，CMにとって有効であると報告されている[19]．

KTS患者では，CM上に被角血管腫を有することがあり，厄介な出血を生じる．被角血管腫の治療選択肢には，二酸化炭素レーザー，Nd:YAGレーザー，PDL，電気凝固，凍結療法，切除などがある．

7. KTSのVMおよび静脈瘤

VMは，乳幼児期には目立ちづらいが，患部に比べてわずかに拡張した静脈が存在する場合，診断可能である[18]．

表在静脈系の異常として，外側辺縁静脈と呼ばれる胎生期遺残静脈を70〜80%に認める．外側辺縁静脈は，足関節から下肢外側皮下を上行し，種々の部位で深部静脈に合流する．外側辺縁静脈に続く穿通枝の拡張や大・小伏在静脈系の静脈瘤もしばしば見られる．胎生期遺残静脈は静脈弁不全となっており，拡張変形して，疼痛，重だるさ，血栓性静脈炎，リンパ浮腫，静脈うっ滞性皮膚潰瘍，出血，肺塞栓の原因となり得る[19]．深部静脈系の低形成や無形成を伴うこともあり，Servelleは，深部静脈不全が慢性静脈高血圧の原因で，四肢の肥大を引き起こすとした[18)19]が，KTS患者の60%は正常な深部静脈を有しており，深部静脈異常はKTSの病因ではなく，その臨床的特徴の一部であると現在考えられている[18)19]．膀胱や直腸など骨盤臓器周囲にもしばしば静脈瘤はおよび，血尿や排便時出血の原因となる．

KTS患者の静脈瘤に対する保存的治療として，一般に，断続的な休息，四肢の挙上，弾性ストッキングなどの圧迫装具着用が望まれる[20]．静脈炎に対しては消炎鎮痛薬を使用する．血栓性静脈炎の再発には，高位結紮または静脈瘤の切除を伴う硬化療法が考慮され得る[20]．これらの侵襲的な治療法に進む前に，超音波検査，MRI，静脈造影などによる深部静脈系の評価が必要である[20]．筋肉内浸潤のある一般的なVMは，KTS患者の69%で発生することが報告されている[15]．VMは，膝関節内に進展し得るため，痛みのために動きの範囲が制限され，関節拘縮につながることがある[21]．

VMに対する硬化療法は，痛みを改善し，病変のサイズを減少させ[21]，慢性静脈うっ血潰瘍も硬化療法後に改善する可能性がある[21]．使用される硬化剤[22)23]に関わらず，症状を緩和するために複数の硬化療法セッションが一般的に必要とされる．局所の合併症として，水疱形成，皮膚壊死，局所神経障害などがあり，全身性合併症には深部静脈血栓症，肺塞栓症，溶血，腎毒性，心停止の可能性がある．

8. 四肢の過形成および趾(指)先天異常

四肢の過成長は，軟部組織および骨の肥大によって引き起こされ，LM合併により巨大肢となり得る．軟部組織肥大は，皮下組織や筋肉に及ぶ[19)24]．外科的減量処置を検討する場合，磁気共鳴イメージングによる肥大成分の評価が重要だが，合併症として創傷治癒遅延が起こり得る．

骨の肥大は健側との四肢長差(limb length dis-

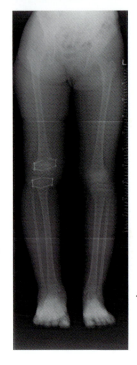

◀図 2.
11 歳，女児
骨端線成長抑制術．術後

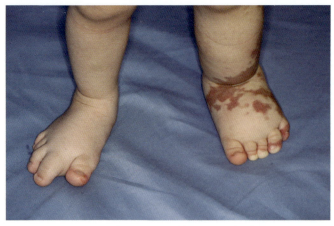

▲図 3. 1 歳 6 か月，男児．KTS と巨趾症

crepancy；LLD）をもたらし，時に趾（指）先天異常を伴う[15]．KTS 患者では進行の予測が困難なため，四肢長の定期的な臨床的および放射線学的計測が必要である．2 cm 以下の LLD では反対側の靴の補高で管理可能だが，2～3 cm 以上の LLD は，歩行困難，姿勢異常，対側の代償性変化をもたらす可能性があるため，これらが永続的かつ不可逆的になる前に，患肢短縮手術を考慮すべきとされ，大腿骨遠位，脛骨近位の骨端線成長抑制術が 11～12 歳ころまでに実施される[20]（図 2）．骨端線成長抑制術は，LLD の減少の結果，歩行改善も見込まれ，KTS 患者の生活の質を向上させ得る．年齢が成長期を超えた場合は，健肢の仮骨延長術を行うこともある．

　KTS では，合趾（指）症，多趾（指）症，巨趾（指）症などの趾（指）先天異常を合併することがある[7)15)]（図 3）．これらを有する患者では，靴の装着を可能にするために趾列切断を行うことがあり，中足骨の骨端線成長抑制術や軟組織の減量と組み合わせることもある．しかし KTS 患者では創傷治癒遅延のリスクもあり，入院期間延長や皮膚移植を必要としたり，中足骨またはそれ以上の切断に至る可能性もあり，さらには切断後に KTS 患者にプロテーゼを取り付けることが困難となり得る．

9．LM およびリンパ浮腫

　LM は KTS 患者の 56％に認められ[18]，リンパ浮腫または皮膚リンパ濾胞になり，蜂巣炎のリスクが高まる[19)20)]．皮下組織に限局するものから筋肉内に浸潤する場合もある[21]．大囊胞性 LM は通常，骨盤および大腿部に見出され，微小囊胞性 LM は主に腹壁，殿部，遠位四肢に発生する．

　大囊胞性 LM は，注射および吸引技術を用いてエタノール硬化療法で有効に治療できる[25]．皮膚リンパ濾胞には，硬化療法，CO_2 レーザー，電気凝固，切除などが使用される[21]．

　リンパ浮腫は，KTS 患者の四肢肥大の一因となり，進行すると患肢は象皮症および慢性皮膚潰瘍となり得る．

　リンパ浮腫の初期管理は，患者および家族の皮膚衛生に関する教育から始まり，皮膚感染を最小限に抑えることを目標とする[20]．機能している静脈瘤の除去または外科的減量術などの不適切な治療は，すでに障害のある静脈およびリンパ循環を傷つけ，リンパ浮腫をさらに悪化させる可能性がある．早期診断と弾性圧迫装具による適切な治療を行えば，KTS 患者のリンパ浮腫の進行を予防または遅らせる可能性がある．弾性ストッキングなどは四肢を軽度の外傷から保護することもできる．

10. 局所性血管内凝固障害（localized intravascular coagulopathy；LIC）

KTS 患者は，限局性血管内凝固障害（LIC）を発症する可能性がある[7]．四肢に広範な VM や LM がある場合，凝固の活性化を伴う血液プールが起こり，異常脈管内で血液凝固因子が大量消費されることで慢性消耗性血液凝固障害が起こる．血小板数はほぼ正常なままで，フィブリノゲン減少，D-ダイマー高値が先行するが，手術などの刺激で悪化すると血小板減少も併発し DIC に至る．治療は，圧迫療法や原病変に対するものが主となり，カサバッハ・メリット現象とは自然経過も治療方針も異なる．

11. KTS の創傷治癒の問題

KTS における創傷合併症には，皮膚潰瘍や皮膚血管病変からの出血，ならびに手術後の創傷治癒の問題が報告されている[15)18)]．KTS 患者の皮膚潰瘍の局所治療のための様々な選択肢が報告されており，陰圧閉鎖療法，低レベルレーザー治療，組換えヒト血小板由来成長因子 PDGF-BB の局所適用などが挙げられる．抗血管新生特性を有する多標的チロシンキナーゼ阻害剤であるスニチニブ 81 やラパマイシンの哺乳動物標的の阻害剤であるシロリムス（mTOR）といった経口薬剤も使用されつつある[26)]が，最近では，その下流に mTOR を含む PI3K シグナル伝達経路阻害薬のような，PROS 治療薬が期待されている[27)]．

KTS の下肢皮膚潰瘍に関連した皮膚がんの発症や，慢性リンパ浮腫で発生する血管肉腫である Stewart-Treves 症候群の報告がある．KTS と悪性腫瘍との関連性は証明することは困難だが，KTS 患者の慢性皮膚潰瘍は癌発生と関連する可能性がある．

まとめ

混合型脈管奇形を概説し，その代表的症候群である KTS および *PIK3CA* 関連過成長症候群スペクトラム（PROS）に関して詳述した．KTS に代表される PROS は多種多様な表現型と症状を有し，概して進行性である．血流動態と構成脈管タイプを含めて正確に診断し，各種脈管奇形に対応した治療を計画する必要がある．長期の管理が必要で，患者に合わせたテーラーメイド治療と多方面からの医療的支援を行うべきである．PI3K シグナル伝達経路を阻害する標的療法が，将来 PROS に対する新たな治療選択肢を提供できるかもしれない．

参考文献

1) ISSVA Classification of Vascular Anomalies 2018 International Society for the Study of Vascular Anomalies. https://www.issva.org/classification（last accessed July 31, 2018）.
2) Klippel, M., Trenaunay, P.：Memoires originaux：dunaevus variqueux osteo-hypertrophique. Arch Gen Med（Paris）. 3：641-672, 1900.
3) Wassef, M., et al.：Vascular anomalies classification：recommendations from the International Society for the Study of Vascular Anomalies. Pediatrics. 136：e203-e214, 2015.
4) Weber, F. P.：Angioma formation in connection with hypertrophy of limbs and hemi-hypertrophy. Br J Dermatol. 19：231-235, 1907.
5) Eerola, I., et al.：Capillary malformation-arteriovenous malformation, a new clinical and genetic disorder caused by RASA1 mutations. Am J Hum Genet. 73：1240-1249, 2003.
6) Revencu, N., et al.：Parkes Weber syndrome, vein of Galen aneurysmal malformation, and other fast-flow vascular anomalies are caused by RASA1 mutations. Hum Mutat. 29：959-965, 2008.
7) Cohen, M. M. Jr.：Klippel-Trenaunay syndrome. Am J Med Genet. 93：171-175, 2000.
8) Oduber, C. E., et al.：Klippel-Trenaunay syndrome：diagnostic criteria and hypothesis on etiology. Ann Plast Surg. 60：217-223, 2008.
9) Enjolras, O., et al.：Vascular anomalies and the growth of limbs：a review. J Pediatr Orthop B. 13：349-357, 2004.
10) Kurek, K. C., et al.：Somatic mosaic activating mutations in PIK3CA cause CLOVES syndrome. Am J Hum Genet. 90：1108-1115, 2012.

11) Luks, V. L., et al. : Lymphatic and other vascular malformative/overgrowth disorders are caused by somatic mutations in PIK3CA. J Pediatr. **166** : 1048-1054, 2015.
12) Keppler-Noreuil, K. M., et al. : Clinical delineation and natural history of the PIK3CA-related overgrowth spectrum. Am J Med Genet A. **164A** : 1713-1733, 2014.
13) Vahidnezhad, H., et al. : Klippel-Trenaunay syndrome belongs to the PIK3CA-related overgrowth spectrum(PROS). Exp Dermatol. **25** : 17-19, 2016.
14) Venot, Q., et al. : Targeted therapy in patients with PIK3CA-related overgrowth syndrome. Nature. **558** : 540-546 2018.
　Summary　PROSのひとつであるCLOVES症候群のマウスモデルとヒト患者に対しPI3Kα阻害薬投与を行い，有効性を示した．*PIK3CA*の阻害によりPROSの症状が改善することが示唆された．
15) Jacob, A. G., et al. : Klippel-Trenaunay syndrome : spectrum and management. Mayo Clin Proc. **73** : 28-36, 1998.
16) Gloviczki, P., et al. : Klippel-Trenaunay syndrome : the risks and benefits of vascular interventions. Surgery. **110** : 469-479, 1991.
17) Higurashi, M., et al. : Livebirth prevalence and follow-up of malformation syndromes in 27,472 newborns. Brain Dev. **12** : 770-773, 1990.
18) Maari, C., Frieden, I. J. : Klippel-Trenaunay syndrome : the importance of "geographic stains" in identifying lymphatic disease and risk of complications. J Am Acad Dermatol. **51** : 391-398, 2004.
19) Volz, K. R., et al. : Klippel-Trenaunay syndrome : need for careful clinical classification. J Ultrasound Med. **35** : 2057-2065, 2016.
20) Capraro, P. A., et al. : Klippel-Trenaunay syndrome. Plast Reconstr Surg. **109** : 2052-2060, 2002.
21) Kulungowski, A. M., Fishman, S. J. : Management of combined vascular malformations. Clin Plast Surg. **38** : 107-120, 2011.
22) Furukawa, H., et al. : Efficacy of percutaneous ethanol sclerotherapy for venous malformation in lower extremities : a retrospective review of 21 cases. Eur J Plast Surg. **36** : 105-110, 2013.
23) Yamaki, T., et al. : Prospective randomized efficacy of ultrasound-guided foam sclerotherapy compared with ultrasound-guided liquid sclerotherapy in the treatment of symptomatic venous malformations. J Vasc Surg. **47** : 578-584, 2008.
24) Funayama, E., et al. : How do the type and location of a vascular malformation influence growth in Klippel-Trenaunay syndrome? Plast Reconstr Surg. **127** : 340-346, 2011.
25) Furukawa, H., et al. : Ethanol sclerotherapy with 'injection and aspiration technique' for giant lymphatic malformation in adult cases. J Plast Reconstr Aesthet Surg. **64** : 809-811, 2011.
26) Bessis, D., et al. : Life-threatening cutaneous bleeding in childhood Klippel-Trenaunay syndrome treated with oral sirolimus. JAMA Dermatol. **152** : 1058-1059, 2016.
27) Vahidnezhad, H., et al. : Molecular genetics of the PI3K-AKT-mTOR pathway in genodermatoses : diagnostic implications and treatment opportunities. J Invest Dermatol. **136** : 15-23, 2016.

好評書籍

今さら聞けない！

小児の
みみ・はな・のど診療
Q&A

耳鼻咽喉科
小児科・内科
でも大好評!!

子どもを診る現場で必携！

編集

加我君孝
（国際医療福祉大学言語聴覚センター長）

山中　昇
（和歌山県立医科大学　教授）

子どもの「みみ・はな・のど」を、あらゆる角度から取り上げた必読書！
臨床・研究の現場ならではの「今さら聞けない」129の疑問に、最新の視点からQ&A形式で答えます。

Ⅰ，Ⅱ巻とも
B5判　252頁　定価（本体価格5,800円＋税）
2015年4月発行

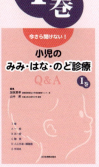

Ⅰ巻

A. 一般
エビデンス、メタアナリシス、システマティックレビュー、ガイドラインの違いがよくわかりません／エビデンスのない診療はしてはダメですか？　ほか
B. 耳一般
子どもの耳のCTの被曝量は許容範囲のものですか？何回ぐらい撮ると危険ですか？MRIには危険はないのですか？／小耳症はどう扱えば良いですか？　ほか
C. 聴覚
新生児聴覚スクリーニングとは何ですか？／精密聴力検査とは何ですか？／聴性脳幹反応（ABR）が無反応の場合の難聴は重いのですか？　ほか
D. 人工内耳・補聴器
幼小児の補聴器はどのようにすれば使ってもらえますか？／幼小児の人工内耳でことばも音楽も獲得されますか？　ほか
E. 中耳炎
耳痛と発熱があったら急性中耳炎と診断して良いですか？／急性中耳炎と滲出性中耳炎の違いは何ですか？／鼻すすりは中耳炎を起こしやすくしますか？／急性中耳炎はほとんどがウイルス性ですか？／急性中耳炎の細菌検査で，鼻から採取した検体は有用ですか？　ほか

Ⅱ巻

F. 鼻副鼻腔炎・嗅覚
鼻出血はどのようにして止めたら良いですか？／鼻アレルギーと喘息との関連を教えて下さい．ARIAとは何ですか？／副鼻腔は何歳頃からできるのですか？　ほか
G. 咽頭・扁桃炎
扁桃は役に立っているのですか？／扁桃肥大は病気ですか？　ほか
H. 音声・言語
"さかな"を"たかな"や，"さしすせそ"を"たちつてと"と発音するなど，さ行を正しく言えない場合はどのように対応すべきですか？　ほか
I. めまい
子どもにもメニエール病やBPPVはありますか？／先天性の三半規管の機能低下で運動発達は遅れますか？　ほか
J. いびき・睡眠時無呼吸・呼吸・気道
睡眠時無呼吸症候群は扁桃やアデノイドを手術で摘出すると改善しますか？　ほか
K. 感染症
子どもの鼻には生まれつき細菌がいるのですか？／抗菌薬治療を行うと鼻の常在菌は変化するのですか？／耳や鼻からの細菌検査はどのようにしたら良いですか？　ほか
L. 心理
学習障害はどのような場合に診断しますか？　ほか

全日本病院出版会
〒113-0033　東京都文京区本郷3-16-4　Tel:03-5689-5989
http://www.zenniti.com　　Fax:03-5689-8030

◆特集／患児・家族に寄り添う血管腫・脈管奇形の医療

脈管奇形における漢方医学

小川　恵子*

Key Words：脈管奇形(vascular malformation)，漢方医学(Kampo medicine)，越婢加朮湯(eppikajyututo)，黄耆建中湯(ogikenchuto)，桂枝茯苓丸(keishibukuryogan)

Abstract　漢方医学は，脈管奇形に対し，心身一如の考え方で，病変の縮小から，疼痛軽減，その他の随伴症状の軽減に役立つ可能性がある．本稿では，LM の病変縮小の選択肢となる漢方処方である越婢加朮湯と黄耆建中湯について概説した．また，加味逍遥散と人参養栄湯が著効した VM と，LM・VM 合併症例の臨床例や最新の話題を示した．さらに，疼痛や QOL 改善の面から四肢脈管奇形について，漢方医学的治療の効果を検討した．日本では，保険診療で 148 種類の医療用エキス製剤と 200 種類の生薬を処方可能で，患者の経済的負担も少ない．脈管奇形に対する新たな選択肢として漢方治療の可能性を示した．

はじめに

漢方薬が脈管奇形に効果があるとは，形成外科医にとっては意外なことであろう．こう書いている筆者も，漢方薬がリンパ管奇形に著効した症例を経験した時は，正直に言うと驚いた．そして，小児外科医としてリンパ管奇形の硬化療法を行う際に，安全に行うために苦労した経験から，漢方治療は，多くの脈管奇形の患者さんの治療の選択肢が増えるのではないかと考えた(蛇足ながらこの経験が，漢方医としての道を選ぶ大きなきっかけになった)．現在では，縁あって，多くの脈管奇形の患者さんの治療に，漢方専門医として関わらせていただいている．

本稿では，様々な分野からのアプローチの1つとして，漢方医学という選択肢を知っていただきたいと思い，漢方医学がどのような病態や症状に有効であると考えられるのかについて述べる．

リンパ管奇形(lymphatic malformation；LM)

リンパ管奇形はほかの脈管奇形と同じく，周辺臓器に境界不明瞭に浸潤・発育し，周辺臓器を圧排する．多くは成長とともに増大し，機能障害などを呈する．このような性質から，従来は良性腫瘍のような増殖形態を示すという意味で「リンパ管腫」と呼ばれてきた．しかし，近年 ISSVA 分類にて，脈管奇形として分類，「リンパ管奇形」という名称に規定された(ISSVA Classification of Vascular Anomalies：http://www.issva.org/classification)．本稿では，以下，リンパ管奇形(LM)と表記する．

Common LM は，70％が頸部に発生し，次いで腋下が 20％と多く，その他，上縦隔，後腹膜，腸間膜，骨盤，四肢に発生する．Common LM はさらに，macrocystic type，microcystic type，mixed type に分類される．筆者は，縦隔 LM に対し，漢方医学的診断によって，越婢加朮湯と黄耆建中湯を投与し，著明な縮小を得た症例を 2011 年に報告した[1](図 1)．

---

* Keiko Ogawa-Ochiai，〒920-8641　金沢市宝町 13 番 1 号　金沢大学附属病院漢方医学科，臨床教授

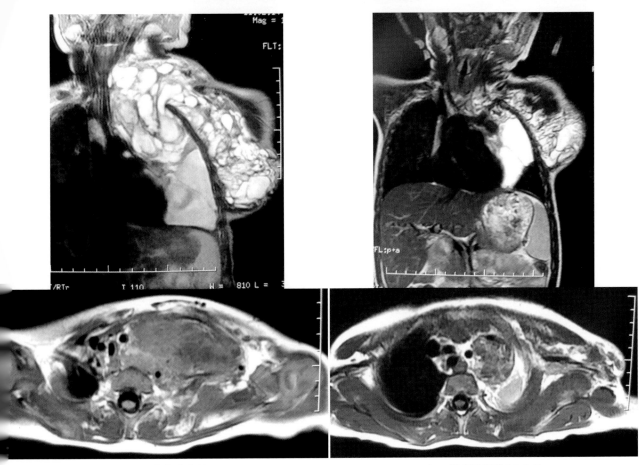

a．漢方治療前　　　　　　　　　　　b：漢方治療後 15 か月

図 1．症例 1：MRI の変化

症例 1：2 歳，男児

縦隔の mixed type の LM で，硬化療法が困難な上，外科的治療は大きな侵襲となり，治療が非常に困難な症例であった．漢方治療を勧められて小児外科から紹介となり，15 か月で病変の著明な縮小が得られた．本症例を学会で発表して以来，小児外科領域では，多くの施設でリンパ管奇形に対し越婢加朮湯が投与されるようになり，橋詰らが 3 か月～4 歳の頭頸部・胸部のリンパ管奇形に対し越婢加朮湯を使用し，全例で有効であったと報告している[2]．越婢加朮湯は macrocystic type に効果があり，筆者の経験では，病変が比較的小さい場合は，数か月～数年の服用により消失することもある．全身性病変である Gorham-Stout disease（GSD）などでは，効果が十分でない場合が多い印象があるものの，病変の拡大を予防したり，感染を予防したりする効果が推察される．

越婢加朮湯は，麻黄・生姜・大棗・朮・甘草・石膏の 6 つの構成生薬から成る．原典の『金匱要略』には，「千金方の越婢加朮湯は，肉極で熱により身体の津液が脱し，腠理が開いて汗が大いに漏泄し，厲風気となり下焦と脚が弱くなっているものを治す．」とある．「肉極」とは，身体構成の regulation を外れて異常に増殖した組織，と定義されている．「肉極」，すなわち蕁麻疹や鼻閉，帯状疱疹にも効果的であることが経験的に知られている．報告した症例では，汗をかきやすい「腠理が開いた」状態であること，LM という「肉極」があることが古典の記載と一致する．漢方医学的には，越婢加朮湯が有効である病態は，肌（真皮）・肉（筋肉）に熱が貯留し，発汗が多い時に，強力な風温邪が皮膚から肌・肉に侵入して起こる病証と考えられている．侵入したのは温邪なので，鬱熱の発生や化熱を経ずして肌・肉は熱をもち，そのため腠

表1 麻黄剤中のエフェドリン類含有量

麻黄配合量 (g/1日量)	エフェドリン類含量(mg/日)		合計
	エフェドリン	プソイドエフェドリン	
麻黄湯 5g	17.3	6.0	23.3
葛根湯 4g	16.4	5.7	22.1
小青竜湯 3g	14.4	4.8	19.2

http://www.kampoyubi.jp/effort/ephedra.html より

理は開いたままとなり,汗大泄する.肌・肉の熱と汗の大泄により,肌・肉の津液(細胞外液のようなもの)は大量に失われ身体津脱,脚弱となる.越婢加朮湯証は,発汗しているが去邪ができていない状態で,病邪は温邪であるので,通常の麻黄剤である葛根湯や小青竜湯のように麻黄・桂枝による発汗(外散)の方法をとることができない.よって,温邪を内・降の方向にて駆逐する.麻黄と生姜,石膏,朮にて気の推進をし,また肌の還流を図り,その勢いにて肌・肉の温邪を清し,最終的には尿から排出する.

越婢加朮湯の構成生薬の中でも重要な「麻黄+石膏」の組み合わせは,麻杏甘石湯や五虎湯などにも含まれ,一般的に気管支喘息や気管支炎に対し「気管の浮腫や炎症を改善する」と考えられているが,作用する場所は気管のみでなく全身である.

ここで,越婢加朮湯に含まれる麻黄(Ephedrae Herba)の副作用の可能性を含め解説する.麻黄は,日本薬局方では,マオウ科(Ephedraceae)シナマオウ Ephedra sinica Stapf, E. intermedia Schrenk または E. equisetina Bunge の地上茎を乾燥したものである.有効成分は,アルカロイドである Ephedrine, Methylephedrine, Pseudo-ephedrine やタンニン,多糖類などで,多様な成分が含まれている.麻黄と言えばエフェドリンが「主成分」と誤解されることが多いが,日本薬局方にあるように,「総アルカロイドを0.7%以上含む」という,割合としては少ない有効成分である.漢方エキス剤に含まれるエフェドリンアルカロイドは表1に示す通りで,ここから越婢加朮湯について概算すると,エフェドリンは25 mg未満,プソイドエフェドリンも1日量7 mg以下と少量である.市販の感冒薬のプソイドエフェドリン含有量は150〜200 mgであり,麻黄を含む漢方薬に比べて非常に多い.以上により,エフェドリンのみに着目して注意したとしても,適宜増量して用いるのに特に問題はないと推察される.

麻黄の副作用は以下の通りである.

① 消化器症状

胃もたれ,食欲不振,心窩部痛,下痢などを起こす.プロスタグランジン E_2 (PGE_2) を介する胃粘膜への作用によるものと推察される.若年者よりも高齢者に多くみられる.

② 不眠

エフェドリンの中枢興奮作用による.小児では,夜泣きが悪化する,機嫌が悪くなる,などの症状が起こる.高齢者に多い.

③ 尿閉

膀胱括約筋の細胞膜上のβ受容体に作用して弛緩させる.頻度は1〜数%と報告されている.前立腺肥大がある症例では特に注意が必要である.

④ 交感神経系賦活に伴う諸症状(血圧上昇,頻脈,不整脈)

虚血性心疾患や甲状腺機能亢進症患者に投与する時は,注意が必要である.また,越婢加朮湯を増量する際には動悸の有無,心拍数の変化をモニタリングするとよい.

この中で特に問題となるのは,血管系への副作用であり,虚血性心疾患や脳血管障害の既往を持つ成人には注意して使用すべきである.小児に対する副作用の報告は,文献検索した限りではなかった.ここで,越婢加朮湯は,他の疾患に対しても経験的に炎症が強い時期には適宜増量して投与されている.漢方薬といえども,副作用の発現などに注意しながら投与すべきことは当然のことである.

ここで,越婢加朮湯の効果が用量依存性であった症例を提示する.巨大頸部リンパ管奇形に対し,越婢加朮湯および黄耆建中湯が著効し,硬化療法および気管切開を回避できた症例である[5].

症例2:在胎41週2日に3,718 gで帝王切開にて出生した男児

現病歴:出生時に右頸部に径5 cm大の巨大囊胞を認め,超音波検査およびCTにてリンパ管奇形の診断となった.囊胞は右耳下から咽頭後壁に及ぶため気管切開も検討したが,ご両親が断固と

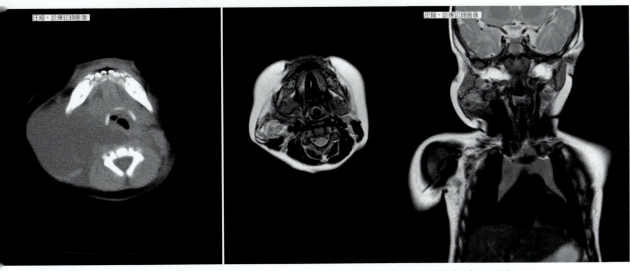

a．治療中．CT 画像(X 年 4 月)　　　　　　b．治療後 MRI 画像(X 年 12 月)

図 2．症例 2：MRI の変化

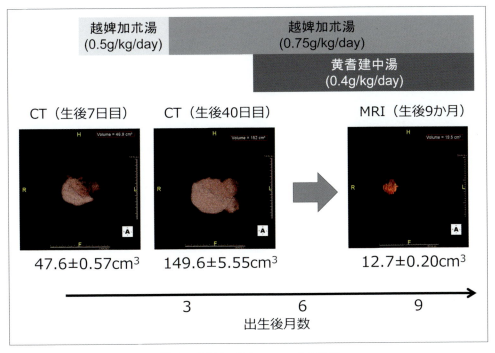

図 3．症例 2：Volumetry での評価

して気管切開を拒否し，呼吸状態は比較的安定していたため，出生後 26 日目より越婢加朮湯(0.5 g/kg/day)を開始した．内服開始後も増大傾向を認め，また出生後 73 日目に感染によりさらに増大したため穿刺吸引を施行した．86 日目より越婢加朮湯を 0.75 g/kg/day に増量したところ，一転して縮小傾向となった．さらなる縮小効果を期待し，5 か月時に黄耆建中湯(0.4 g/kg/day)を追加

した．その後増大傾向はなく，volumetry では出生後 7 日目の囊胞は 47.6±0.57 cm³，増大時は 149.6±5.55 cm³ であったが，生後 9 か月の時点では 12.7±0.20 cm³ と著明に縮小した(図 2, 3)．副作用は認められなかった．特にリンパ管奇形増大後の越婢加朮湯増量と黄耆建中湯併用が効果的であったと考えられた．さらに，本症例では，安全に漢方薬を継続投与可能であった．

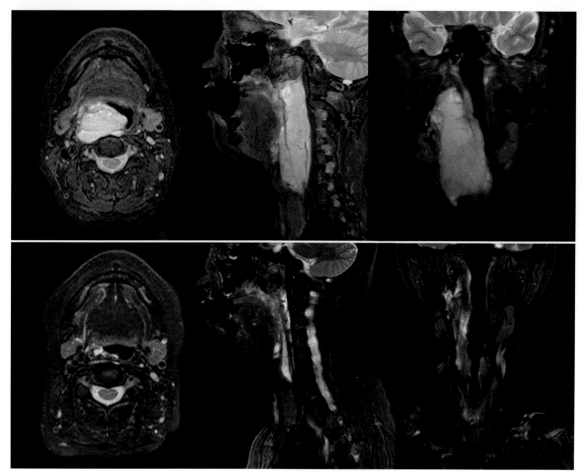

図 4. 症例 3：MRI の変化
a：漢方治療前
b：漢方治療後 24 か月

a
─
b

静脈奇形（venous malformation；VM）

筆者は，VM に対して漢方治療が効果的であった症例を報告した[4]．

症例 3：62 歳，女性

主　訴：咽頭からの出血，嚥下・発声困難

現病歴：50 歳で VM を指摘され，経過を観察していたが，X−1 年の夏頃より症状が悪化したため，大学医学部附属病院放射線診断科を受診．X−1 年 11 月の MRI では，中咽頭から声帯レベルまで喉頭右壁に長大な腫瘤を認め，サイズは上下 100 mm，左右 45 mm，前後 24 mm であり中咽頭，下咽頭の狭小化があった．特に下咽頭では空隙はほぼ消失しており，喉頭蓋基部レベルで気道の狭小化も認められた．部位として硬化療法は困難で，手術療法を拒否されたため，漢方医学的治療を希望され，X 年 4 月，初診となった．

自覚症状：疲れやストレスがたまってくると，増悪する印象がある．咽頭の閉塞感，睡眠時の無呼吸もある．声が出にくい．カラオケが好きなのに，歌も歌えない．風邪を引きやすく，冷暖房で乾燥すると調子が悪い．お通じは順調．口渇があり，肩こりがひどい．冷え症で足先が特に冷える．

臨床経過：初診時，漢方医学的診断に基づき，加味逍遙散（カミショウヨウサン）と人参養栄湯（ニンジンヨウエイトウ）を処方した．1 か月後の再診時には，出血減少傾向で，肩こり，排便も改善し，食パンが嚥下できるようになった．初診から 3 か月後には，時々鼻閉を感じるが出血はなく，カラオケも歌えるようになり，制限なく嚥下可能となった．5 か月後，風邪を引いたが，出血はせ

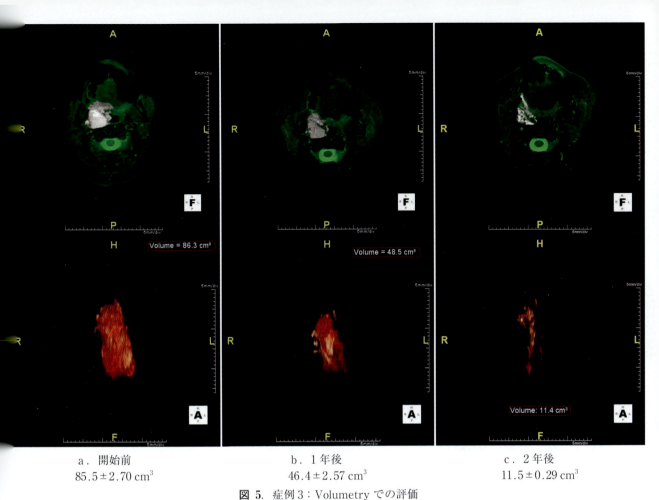

a．開始前	b．1 年後	c．2 年後
85.5±2.70 cm³	46.4±2.57 cm³	11.5±0.29 cm³

図 5．症例 3：Volumetry での評価

ず，調子がよいとのことであった．初診より 8 か月後の X 年 12 月の咽頭 MRI では，腫瘤による咽頭の狭小化は認めるものの，投薬前と比較してやや縮小していた．2 年後の MRI ではほぼ消失した（図 4，5）．

加味逍遥散は，当帰，芍薬，朮，茯苓，甘草，生姜，柴胡，牡丹皮，山梔子，薄荷葉からなる処方で，更年期症候群，月経困難症などによく用いられる[5]．代表的な駆瘀血剤（微小循環不全を改善する方剤のこと）である．構成生薬の 1 つである山梔子には，有効成分として Geniposide, Gardenoside, Genipin gentiobioside, Genipin などが含まれ，抗炎症作用[6]や抗凝固作用[7]がある．浅田宗伯の『方函口訣』には，「この方は，清熱を主として上部の血症に効あり．故に逍遥散の証にして，頭痛面熱，肩背強ばり，鼻衂などあるに佳なり」とあり，頭痛，ほてり，肩こり，鼻血などに身体の上部の瘀血が原因の熱に効果があるとされている．本症例は，更年期から増悪した病変で，中咽頭という「上部」の慢性炎症と考えられることから加味逍遥散が有効であったと考えられた．

人参養栄湯は，当帰，朮，地黄，茯苓，人参，桂皮，芍薬，陳皮，遠志，黄耆，甘草，五味子からなり，代表的な補剤（気血を補う）として用いられている．活性化酸素を減少させるなどの抗炎症作用[7]，肝細胞の線維化抑制作用[8]，血管内皮細胞保護作用[9]などが報告されている．このように，ごく一部の機序しか明らかではないが，今後臨床的検討が進めば，同様な病態への応用が期待される．

LM・VM 合併例

 それでは，合併症例ではどのような処方が効果的であろうか？　下記に 2 症例を提示する．

症例 4：6 歳，男児

 生後 1 か月で陥没呼吸にて総合病院を受診し，頸部 LM による呼吸困難の診断で気管挿管，全身麻酔下に硬化療法を施行．その後 1 年おきに硬化療法を行うが，囊胞の腫脹・疼痛が持続していた．また，頸部病変と連続した VM が舌に達し，頻回に出血するため，その都度耳鼻咽喉科でレーザー焼灼を施行されていた．6 歳時に漢方治療を希望され当科初診．越婢加朮湯エキスと桂枝茯苓丸加薏苡仁を処方した．1 か月後より出血はほとんどなくなり，舌が縮小．10 か月後の MRI で病変縮小が認められたが LM 部分の縮小が十分でなかったため，越婢加朮湯を増量した．1 年後半の MRI でも縮小を認め，投与前が 220.33±3.77 cm³ に対し，投与後は 112.33±4.92 cm³ と縮小していた．

症例 5：2 歳，女児

 出生時より乳児血管腫として治療された．1 歳 4 か月時に，吐血，黒色便が認められ，VM 混合型 LM と診断．小児外科にて越婢加朮湯を処方され経過観察されていたが，さらなる効果を希望され，2 歳 10 か月時に漢方外来初診．越婢加朮湯エキスに加えて黄耆建中湯エキスを処方，その後桂枝茯苓丸加薏苡仁と越婢加朮湯を処方．初診直前は 222.6±29.3 cm³，10 か月後に 64.8±5.62 cm³ まで縮小した．出血が持続していたため，ご両親は，他の園児と同じように活動させてよいものか悩んでいたが，出血が止まり，頸部腫脹も軽減したことから，幼稚園でも積極的に園の活動に参加できるようになった．

 このように，LM に VM を合併した場合にも，LM・VM に対する治療を応用し，越婢加朮湯に加えて桂枝茯苓丸加薏苡仁などの駆瘀血剤を併用すると効果的であることが示唆された．

四肢脈管奇形

 四肢血管奇形は，運動器の病変であるため，病変自体が小さくとも，疼痛を生じ日常生活動作の障害をきたすことが多い．部位によっては神経や血管に隣接した部位であるため，保存的治療も，外科的切除も困難な症例がある．このように，症例に応じて各種治療法を選択して積極的な症状改善を図るが，それでも治療が困難な症例については経過観察と対症療法が主体となる．筆者は，このような難治性血管奇形に対し，漢方医学的診断に基づいて漢方治療を行ってきた．そのような症例 36 例を診療録に基づき後方視的に検討した．MRI 画像評価，成人例では，疼痛問診票・EQ-5D index[11]，健康度(0〜10)，臨床症状(疼痛，出血，腫脹など)の変化について評価した．年齢：3〜73 歳(中央値 26.4 歳)，性別：男性：女性＝6：30，静脈奇形 20 例，動静脈奇形 8 例，リンパ管奇形 5 例，Klippel-Trenaunay syndrome(KTS) 4 例，Parkes Weber 1 例であった(重複あり)．画像評価可能は 3 例，疼痛・QOL 問診票に回答できたのは 23 例であった．画像上のサイズ縮小は 2 例で認められ，疼痛問診票での改善は，4 週間最大で 9 例，4 週間平均で 11 例，現在の疼痛で 11 例，睡眠の改善は 12 例で認められた．EQ-5D index からの予測される Time Trade-off(TTO)score の改善は 12 例で認められ，前後の有意差があった(図 6)．健康度についても前後の有意差が認められた(図 7)．無効例は 2 例で，疼痛または腫瘍増大のため切除術を施行された．服薬コンプライアンス不良による服薬中止は 4 例であった．そのうち 1 例は，初診後からほとんど服薬できなかった．3 例で服薬コンプライアンスが改善せず，中止となった．処方した漢方薬は多岐にわたっていたが，茯苓飲合半夏厚朴湯，越婢加朮湯，薏苡仁湯，桂枝茯苓丸加薏苡仁など，利水剤と駆瘀血剤が中心であった．以上のように，36 例中 28 例で症状の改善もしくは病変の縮小が認められたが，季節や体調，環境に合わせて漢方処方を変更する

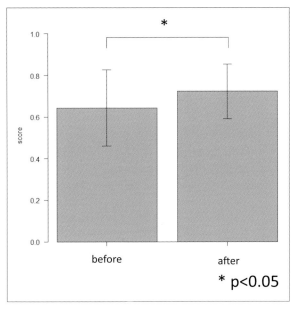

図 6. TTO score の変化

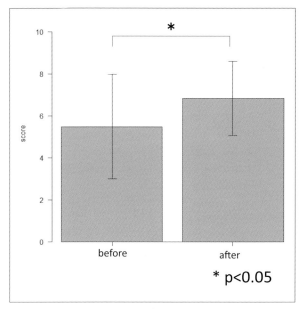

図 7. 健康度の変化

ことが必要であった．また，単独処方投与の症例はなかったことから，病態に適した漢方薬の選択が効果的であると考えられた．この検討によって，いかに服薬コンプライアンスを改善するか，維持するかが大きな問題であることがわかった．

まとめ

　漢方医学は，脈管奇形に対して，心身一如の考え方で，病変の縮小から，疼痛軽減，その他の随伴症状の軽減に役立つ可能性がある．特に，小児においては，成長期に病変が増大することや，病変が日常動作や遊びなどの活動範囲を制限することがしばしばある．女性においては，症状や病変の大きさの変化が月経周期や女性としてのライフステージ（妊娠，出産，更年期など）に関連することが多く，多面的なアプローチが必要である．その中で，漢方医学的なアプローチは新しい選択肢となり得る．漢方薬は，複合薬剤であるため，その機序は明らかではないが，臨床知見は徐々に集積しつつある．まず，LM の病変縮小の選択肢となる漢方処方である越婢加朮湯と黄耆建中湯について概説した．2 剤ともに，LM という，慢性的な炎症と，異常な組織液の移動・貯留がある病態に対して，慢性炎症を抑制し，水代謝に関連する機構が働くことによって，正常なリンパ液の流れと線維化した組織の吸収を促進しリンパ管奇形病変の縮小につながると考えられる．そして，この働きは用量依存性である．更に，VM，LM・VM 合併症例を示した．また，漢方治療は，病変の縮小は困難であっても，疼痛の軽減や，その他の症状改善に役立つ．日本では，保険診療で 148 種類の医療用エキス製剤と 200 種類の生薬を処方可能で，患者の経済的負担も少ない．脈管奇形に対する新たな選択肢として漢方治療の可能性が示唆された．

　これらの処方は偶然処方したわけではない．「気」を見ることはできないが，その結果としての生命活動と考えれば十分に理解可能であり，「水」「血」は「気」によって循環していることは，人体が死亡すると自発的な循環が止まることからも矛盾がない．こうした漢方医学の「仮想モデル」を用いて漢方薬を選択することが治療のブレイクスルーを生むと考えている．漢方医学は，古い医学ではあるが，現代医学の中で用いられるようになったのはごく最近のことである．この「温故知新」を治療や症状緩和に生かすことができる可能性は大いにあり，さらなる知見の積み重ねと研究が望まれる．

参考文献

1) Ogawa-Ochiai, K., et al.：A case of mediastinal lymphangioma successfully treated with Kampo medicine. J Altern Complement Med. **17**(6)：563-565, 2011.
2) Hashizume, N., et al.：Clinical efficacy of herbal medicine for pediatric lymphatic malformations：a pilot study. Pediatr Dermatol. **33**(2)：191-195, 2016.
3) 中畠賢吾ほか：新生児期の巨大頸部リンパ管奇形に対し越婢加朮湯および黄耆建中湯が著効した1例．日小外会誌．**52**(3)：625，2016．
4) Ogawa, K., et al.：A case of extensive pharyngeal vascular malformation successfully treated with Kampo medicine. Auris Nasus Larynx. **45**(1)：190-193, 2018.
5) Yamada, K., Kanba, S.：Herbal medicine(kami-shoyo-san) in the treatment of premenstrual dysphoric disorder. J Clin Psychopharmacol. **22**：442, 2002.
6) Koo, H. J., et al.：Anti-inflammatory evaluation of gardenia extract, geniposide and genipin. J Ethnopharmacol. **103**：496-500, 2006.
7) Suzuki, Y., et al.：Antithrombotic effect of geniposide and genipin in the mouse thrombosis model. Planta Med. **67**：807-810, 2001.
8) Egashira, T., et al.：Changes of materials that scavenge 1,1-diphenyl-2-picrylhydrazyl radicals in plasma by per-oral administration of Kampo medicine, Ninjin-yoei-to in rats. J Pharm Pharmacol. **55**：367-371, 2003.
9) Ochi, T., et al.：Effects of Hochu-ekki-to and Ninjin-youei-to, traditional Japanese medicines, on porcine serum-induced liver fibrosis in rats. Immunopharmacol Immunotoxicol. **26**：285-298, 2004.
10) Uchiyama, Y., et al.：The effects of ninjinyoeito on human vascular endothelial cells. Am J Chin Med. **21**：279-289, 1993.
11) Ikeda, S., Ikegami, N.：Preference-based measure. In：Ikegami, N., et al., eds., The QOL Measurement Handbook. Igaku-Shoin, 2001.(in Japanese).

◆特集/患児・家族に寄り添う血管腫・脈管奇形の医療

四肢脈管奇形における保存的圧迫療法

永井史緒[*1] 杠 俊介[*2]

Key Words：脈管奇形（vascular malformation），圧迫療法（compression therapy），弾性着衣（compression garments），弾性ストッキング（elastic stocking），弾性包帯（elastic bandages）

Abstract　四肢脈管奇形は積極的治療として外科的切除や硬化療法があるが根治は困難なため，同時に，整容性，疼痛や感染のコントロールといった緩和治療を行うことになる．特に下肢に病変が存在すると痛みやだるさが強く出ることが多く，上肢では疼痛が強いと QOL の低下が著しい．当院では保存的治療として薬物療法に加え，弾性着衣による圧迫療法を行っている．

圧迫療法は静脈疾患やリンパ浮腫に対しては圧迫方法が確立しているが，脈管奇形に対しては，圧迫が効果があるという報告があるものの，方法はまだ確立していない．患者毎に大きさ，症状，部位が異なり，年齢や体格も様々であるため，症状や状態，ライフスタイルを確認しながら圧迫方法を考慮し調整していく必要がある．オーダーメイドの弾性着衣は比較的導入しやすく，治療における役割は大きいと考えられる．

はじめに

四肢脈管奇形は，積極的治療として外科的切除や硬化療法があるが，広範な病変では根治は困難なため，積極的治療と同時に，整容性，疼痛，感染をコントロールするような緩和治療を行うことになる．下肢に病変が存在すると，太さの変動が大きく，静脈圧が高くなりやすいため痛みやだるさが強く出ることが多い．上肢では疼痛が強いと日常生活が困難となり，QOL の低下が著しい．我々は保存的治療として鎮痛薬，抗凝固薬，漢方薬などの薬物療法に加えて，弾性包帯，弾性着衣による圧迫療法を用いている．

脈管奇形への圧迫療法は，効果があることは，論文，総説，ガイドラインで述べられているが，静脈瘤，リンパ浮腫などの疾患のようには推奨される圧迫圧や圧迫方法が確立されていない[1)~6)]．今回，四肢の脈管奇形に対して弾性ストッキングを導入した患者の症例を呈示し，その効果について紹介する．

圧迫療法の基礎知識

圧迫療法とは，主に弾性包帯および弾性着衣を用いて圧迫することにより，組織圧を増加し血管内圧を低下させること，筋ポンプ作用を増強することで，静脈やリンパ管のうっ滞を予防・減少させ，還流を促進させる治療である[7)]．実際には弾性着衣，弾性包帯，観血的空気圧迫法がある．弾性着衣としては下肢に用いる弾性ストッキングと，上肢に用いる弾性スリーブがある．

1．素材，糸，生地

弾性包帯や着衣は，各種繊維によって糸を作成し，その糸を織る・編むことで生地が作成される．繊維としては綿・絹・麻・毛などの天然繊維と，化学繊維がある．弾性着衣は化学繊維の中の合成繊維であるナイロン，ポリウレタンで作成されていることが多い．

圧迫圧を出すために伸縮性のある弾性糸を使用するが，現在は主にポリウレタンで作成されている．ポリウレタン単独で使用されたり，ナイロンと加工糸を作成されたりする．加工糸は耐久性を

[*1] Fumio NAGAI，〒390-8621　松本市旭 3-1-1　信州大学形成再建外科学教室，助教
[*2] Shunsuke YUZURIHA，同，主任教授

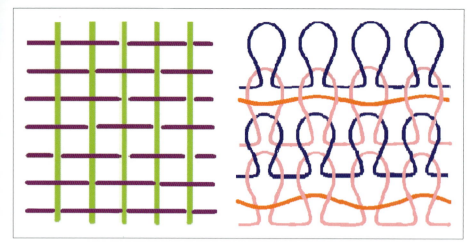

図 1.
織物と編物
左は織物で縦糸と横糸が交差する．右は編物でループが連なっていく．橙の糸は inlay yarn（挿入糸）である．

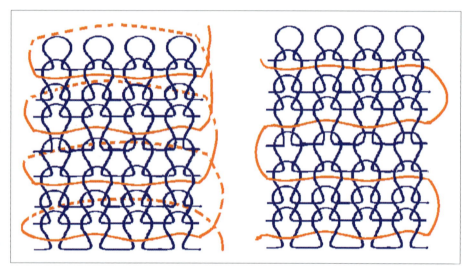

図 2.
丸編みと平編み
左は丸編みで inlay yarn をらせん状に挿入しながら，筒状に編む．右は平編みで inlay yarn を往復させるように挿入しながら，板状に編み，縫製して仕上げる．

表 1. 丸編と平編の比較

丸編み	平編み
● 円形の編み機で作成	● 針が横に直線状に並んだ横編み機で作成
● 筒状の製品（シームレス）	● 板状の製品，縫製する（シームあり，最近はシームレスも可能）
● 針数は固定	● ループの大きさは固定
● ループの大きさを変える	● 針数を変える
● 高い圧迫圧を出すために inlay yarn をらせん状に挿入	● Inlay yarn は往復するように挿入．入らないこともある
● 比較的柔らかく薄い	● 比較的硬く厚い
	● オーダーメイドが作りやすい

出すために，弾性のあるポリウレタンをコア糸として，そこにナイロンを一重あるいは二重にカバー糸として巻き付けている．この巻き付け方で，厚み，硬さ，伸縮性，耐久性，肌触りが変化する．

生地には織物（テキスタイル），編物（ニット），不織布がある．織物は弾性包帯に多く，縦糸に横糸を交差させて一列ずつ織り作成される．弾性着衣は編物が多く，糸をループにしてそれを連続させて編んでいく（図1）．織物に比べ編物は伸縮性，柔軟性に富み，編み目の大小，増減により形を成型しやすい．

弾性着衣の編地には主に平編みと丸編みがある（図2，表1）．丸編みは円形の編み機で筒状の製品

表 2. 弾性ストッキングの圧迫圧

圧迫圧	病態
ライト　20 mmHg 未満	血栓症, 静脈瘤の予防 ストリッピング術後 他疾患による浮腫
クラス I　18〜21 mmHg （20〜30）	軽度静脈瘤 高齢者静脈瘤
クラス II　23〜32 mmHg （30〜40）	下肢静脈瘤 静脈血栓後遺症 軽度リンパ浮腫
クラス III　34〜46 mmHg （40〜50）	高度浮腫 皮膚栄養障害のある静脈瘤・静脈血栓後遺症 リンパ浮腫
クラス IV　50 mmHg 以上	高度リンパ浮腫

を編み上げるので, 縫い目がない（シームレス）. ループの数（針数）が決まっており, 幅はループの大きさで変化させる. 平編みは横編み機で, 横に直線状に並んだ針で板状の製品を編み上げる. よって製品は縫って作成する（シームあり）. しかし, 最近では平編みでもシームレスが作成できる. ループの大きさを変えられない代わりに, ループの数（針数）を変えることで幅を変化させている. 一般に平編みの方が丸編みより針数が大きいために, 厚く硬いことが多い. また, 上記の方法で編まれる糸を body yarn（表糸）というが, より高い圧迫圧を出すために, 更に inlay yarn（挿入糸）を加えることが多い（図1）. 挿入糸は丸編みではらせん状に, 平編みでは往復するように入る.

弾性着衣については, 丸編みより平編みの方が, 圧迫圧が強いと言われている[8]. 実際, 丸編みは薄く肌触りのよいものが多く, 平編みは硬く厚いものが多い. しかし, 厚地の丸編み製品も存在するし, 平編みでもよく伸びる製品も存在する. ともに, オーダーメイド, レディメイドが作成できる. 重症のリンパ浮腫で平編みのストッキングが推奨されることが多いのは, 厚く圧迫圧の強い製品が多いのと, 脚や腕の形に合わせる際に平編みの方が調節しやすく, オーダーメイド製品が作りやすいからと思われる. 筆者としては, 平編み・丸編みにこだわるより, 着衣の圧迫圧, 伸び硬度, 伸縮性を把握して, 個々に適した着衣を選択することが重要と考える.

2. 伸縮性, 伸び硬度

弾性包帯や弾性着衣の伸縮性は, 最大伸長率や着用伸長率で表される. 最大伸長率は最も強く伸ばした時の伸長率で, 付加前後の周径差/負荷前の長さ×100（％）で算出され, 伸縮性が大きくよく伸びるものほど, 最大伸長率は大きい. 着用伸長率は実際履いた時にどの程度伸ばされるかの指標で, 置き寸のストッキングの足関節部の周径がサイズ表の中央値まで伸びた時の伸び率で,（中央値−置き寸値）/置き寸値×100（％）で算出される.

伸び硬度とは, 強く引っ張った時の伸びやすさを決めており, 腓腹筋の腱移行部で 1 cm 伸びた時に上昇する圧の増加分（mmHg/cm）とされている. 伸び硬度が大きい着衣ほど筋ポンプ作用の増強効果が得られることになる. つまり, 立位・歩行などで筋が収縮して体積が増加すると, 伸びにくい包帯の方が圧力が増加しやすい. 逆に筋が弛緩すると圧力が減少しやすい. この筋収縮による圧格差が大きいほど, 静脈血やリンパ管は強いミルキング作用により還流が促進される. 伸び硬度の小さいものほどよく伸びて着用しやすく, 大きいものほど厚く硬く, 伸びにくい. 伸び硬度は伸縮性と反比例し, 厚さと比例する. 同じ圧迫圧で比較すると, 軽度伸縮性包帯が高度伸縮性包帯および弾性ストッキングよりも伸び硬度が大きい[7)9)].

3. 圧迫圧

弾性着衣は静脈瘤, リンパ浮腫に対しては推奨されている圧迫圧が存在する. 弾性スリーブは弾性ストッキングの圧より一段階弱いものが使用される. 弾性ストッキングに選択されている圧迫圧を示す（表2）. 特に, リンパ浮腫では圧迫圧が大変重要視されている. 着圧を実際に計測し, サイ

表 3. 弾性着衣と弾性包帯の比較

		弾性着衣	弾性包帯
長所		・多くの形態があり,用途に合わせて選択できる ・外出や就学・就業中にも使用できる ・特別な手技が不要 ・ハイソックス,片脚ストッキング,分離型スリーブは比較的着脱が容易 ・パンストタイプ,ベルト付片脚ストッキング,ベルト付肩付スリーブはずり落ちにくい	・重症例や皮膚疾患合併例にも対応できる ・どんな形の足にも適合させられる ・圧迫圧の変更が容易 ・着用が比較的容易 ・安価 ・様々な伸縮性ものがあり選択できる
短所		・ハイソックス,片脚ストッキング,分離型スリーブはずり落ちやすい ・パンストタイプは着脱困難 ・不適切な使用で悪化し得る ・装用に腕力は必要なことが多い ・形によっては高価	・圧迫圧が不明確で目的とする圧迫圧,一定の圧にするのが難しい ・手技の習得の必要性 ・時間経過とともに緩み,圧が低下するため,巻き直しが必要

ズを調節したり,重ね履きしたり,ストッキングと包帯を併用するなど工夫方法がある.

4. 弾性包帯と弾性着衣(表 3)

弾性包帯には軽度伸縮性タイプと高度伸縮性タイプがある.軽度伸縮性包帯は伸び硬度が大きいので,運動時に筋ポンプ作用増強が期待できるし,仰臥位には逆に圧迫が軽度になるため,睡眠時に食い込むことによる合併症を起こしにくい.どんな形の足にも適合でき,安価である.欠点としては,緩みやすいこと,巻き方によって圧迫圧が変動してしまうことが挙げられる.包帯に印がついており,その伸ばし方と重ね方をそろえることで,圧迫圧を一定にできるようにしている製品も市販されている(図 3).

弾性着衣は,上肢用を弾性スリーブ,下肢用を弾性ストッキングと呼び,それぞれ多種の形態が存在する(図 3).弾性スリーブには,肩のついている肩付きスリーブ,上腕までの肩無しスリーブがある.肩付きは紐で固定したり,下着に固定したりする.肩無しはずり落ちやすい.また,手掌部分用のミトン,指付きのグローブがスリーブに連続している一体型と各々を分離する分離型がある.

弾性ストッキングは,ハイソックス(膝まで),ストッキング(大腿まで),ベルト付ストッキング(片足タイプを腹部にてベルトで固定),パンスト(腹部まで),片足用パンスト(健側は大腿までと短い)など様々な形があり,それぞれつま先があり,なしがある.ハイソックス,ストッキングは比較的着脱が容易だが,ずり落ちやすい.ストッキングはずり落ちにくいが着脱が困難でトイレに行きにくい.オーダーメイドにすると両脚タイプも健側の圧を弱くしたり,長さを調節したりすることができるが,既成に比べて高価である.

圧迫療法と脈管奇形

脈管奇形に対して圧迫療法が有効であるのは,論文,総説で報告されている[1]~[6].低流量の四肢脈管奇形に対する圧迫療法についての systematic review が 2016 年に報告されている[5].その中で,弾性着衣は血管内凝固を減少させ,症状を改善し,浮腫を減少し,ちょっとした外傷から保護するものの,そのエビデンスレベルは低い,と結論づけている.実際,論文,総説内において,脈管奇形に対する具体的に推奨される圧迫圧について述べられてはいない.よって,現在,脈管奇形に対する弾性着衣は,患者に実際に着用してもらい,その効果を探りながら調節しているのが現状である.そして,現時点では続発性リンパ浮腫に対しては購入補助費が支給されるが,脈管奇形に対しての弾性着衣はまだ保険適応となっていない.

また,脈管奇形の特に Klippel-Trenaunay 症候群(KTS)やリンパ管奇形(LM)は個々によって患肢の形が様々で変形が高度な場合,既成の着衣は合わせにくいことが多い.小児に対する既製品はなく,幼少期にはオーダーメイドを選ばざるを得

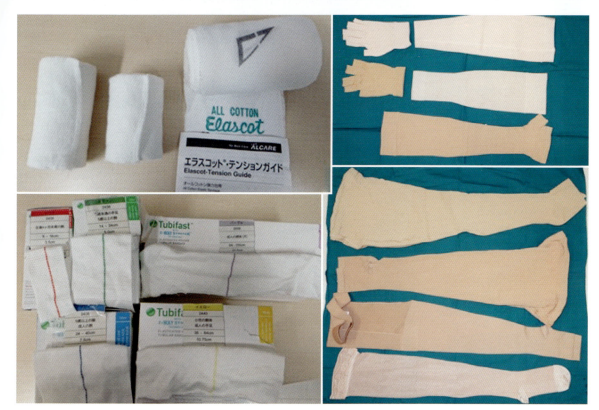

図 3. 弾性包帯，筒状包帯，弾性着衣
a：右が高度伸縮性包帯，左が軽度伸縮性包帯で，アルケア社のエラスコット®・テンションガイド
b：筒状包帯．メンリッケヘルスケア社の Tubifast®
c：弾性スリーブ，レディメイド
左上：平編みスリーブ classⅡ，左中：丸編みスリーブ classⅠ，左下：ミトン付きスリーブ丸編み classⅡ
右がグローブで，上が平編み・classⅡ・シームあり，下が平編み・classⅠ・シームレス
d：弾性ストッキング，レディメイド
1番上：平編み classⅠパンスト，2番目：丸編み classⅡパンスト，3番目：丸編み classⅠ片脚ベルト付き，1番下：丸編み classⅡパンストストッキング

ない．オーダーメイド製品を作成する前あるいは，作成中には弾性包帯や筒状包帯を使用する．

筒状包帯には，軽度の圧迫ができるものもある（図3）．弾性包帯，弾性着衣では疼痛が生じる場合，オーダーメイドの着衣を作成する前に圧迫に効価があるか患者に実感してもらうための導入とする場合，1歳までの成長が著しくオーダーメイド製品がすぐに合わなくなると予想される場合などに有用である．

当院では，四肢の LM，静脈奇形（VM），動静脈奇形（AVM），KTS に対して，現在はオーダーメイドストッキングとしては THUASNE（チュアンヌ）社の CICATREX® AirSkin を，筒状包帯としてはメンリッケヘルスケア社の Tubifast®（図3）を，弾性包帯としてはアルケア社のエラスコット®・テンションガイド（図3）を主に使用している．CICATREX® AirSkin は，平編で 30 mmHg，伸縮性が高い割に，糸が平面的な形状で圧がしっかりかかる特徴をもつ．Tubifast® は筒状包帯の他，手袋，靴下，タイツ，レギンス，袖付きベストなどの衣類タイプも存在する．実際の臨床例を呈示し，症例での工夫を述べる．

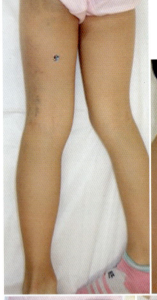
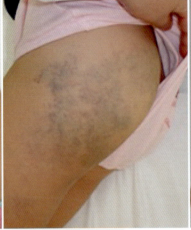
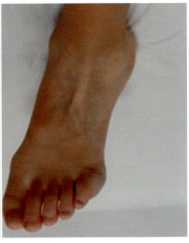
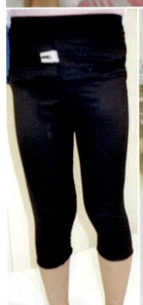
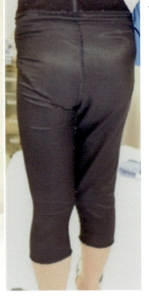

図 4.
症例 1：VM
　a～c：左殿部～大腿，5 趾に病変
　d，e：左側のみ圧迫．着用により殿部の腫瘤
　　　　は消失．V 趾の疼痛も軽快

臨床例

症例 1（図 4）：8 歳，女児．左殿部～大腿，5 趾 VM

殿部，V 趾に腫瘤を形成し，疼痛の自覚があった．スパッツタイプのストッキングを作成して，漢方を併用した．健側は圧迫せず，整容性を考え，左右の長さをそろえた．疼痛は軽快したものの，トイレが心配で，学校では履いていない．

症例 2（図 5）：4 歳，女児．左下肢 LM

初診時，健側と比較して著明に肥大していた．片脚ベルト付きストッキングを作成，レーザー治療と漢方を併用した．下肢の周径は縮小した．ベルトによりずり落ちにくく，自分で着用し，保育園でも着用している．

症例 3（図 6）：1 歳，女児．右殿部～足部 LM

2 か月から 1 歳までは弾性包帯と筒状包帯を使用．大腿には効果があった．1 歳からパンストタイプのストッキング作成．健側を大腿までにするとずれが大きく，足関節までで作り直した．漢方薬を併用した．感染せず維持できている．

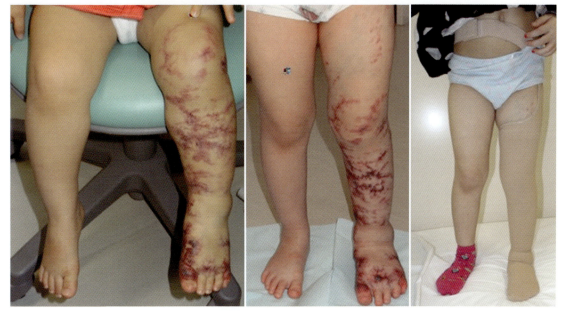

図 5. 症例 2：LM
a：ストッキング開始前．3 歳，身長 92 cm，足関節 19.5 cm，脛骨粗面 24 cm
b：着用 1.5 年後．4 歳，身長 98 cm，足関節 17 cm，脛骨粗面 23 cm
c：ストッキング着用時．5 歳

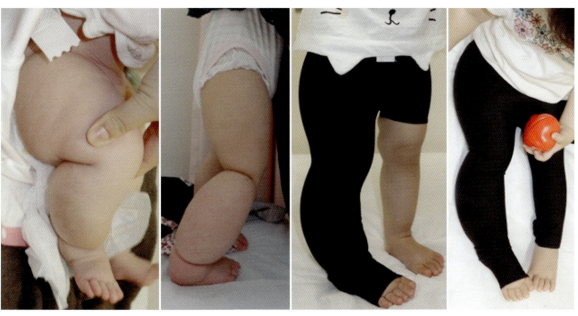

図 6. 症例 3：LM
a：初診時．生後 1 か月
b：1 歳 3 か月．ストッキング作成時
c：初回作成時．左大腿がずれやすい．
d：左を足関節までに作り直し

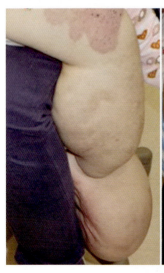
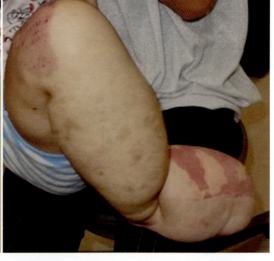

図7.
症例4：KTS
　a：足背減量術，術前．3歳．下腿最大周径41.5 cm
　b：術後9か月．4歳．下腿最大周径32 cm

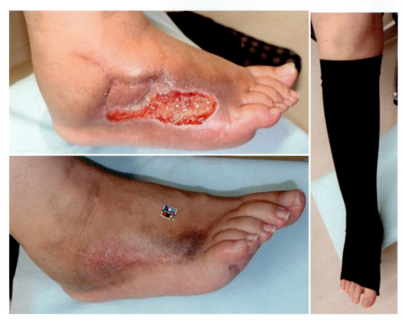

図8.
症例5：AVM
　a：減量術術後，一度生着した植皮が脱落．疼痛自覚
　b：膝下の浮腫が軽快し，潰瘍上皮化．疼痛軽快
　c：ハイソックスタイプのストッキング．潰瘍より近位部から圧迫

症例4（図7）：4歳，女児．右下肢KTS
　感染を繰り返し，切除術を施行した．術後は抗生剤と漢方薬内服とともに，下腿にストッキングを作成した．足背の周径が著明に減少し，感染も生じていない．

症例5（図8）：36歳，女性．右足背AVM
　足背の疼痛と難治性潰瘍により紹介受診．病変切除と全層植皮を施行した．植皮は生着したが，術後に浮腫が強く，潰瘍が再発．ハイソックスタイプを作成，潰瘍部より末梢は圧を弱く，潰瘍より近位部からしっかり圧迫した．潰瘍は徐々に縮小．その後，足背も圧迫する既製品に変更すると疼痛が増強した．

まとめ

　1歳までは弾性包帯，筒状包帯を使用し，1歳以降，オーダーメイドの弾性着衣を導入した．漢方，鎮痛剤，抗生剤を併用し，必要に応じて，手術，硬化療法，レーザー治療を施行した．サイズ縮小，疼痛軽減が認められたが，時に疼痛が増強することがあった．圧迫療法は，動脈血行障害，糖尿病，皮膚の急性炎症，急性期の深部静脈血栓症，うっ血性心不全の時は禁忌と慎重使用を推奨する．AVMは病期によっては血流障害に値する症状を

呈するため，疼痛が増強すると予想される．

　小児においては，硬化療法，手術といった積極的治療はやはり恐怖も伴うため，弾性着衣の導入は治療の第一選択として選択しやすい．2, 3 歳の患児も自発的に着用してくれる．病変の場所により着衣の形態を決めるが，保育園，幼稚園，小学校に行く時には自分で着脱する必要があるため，年齢によっても形態を変化させる必要がある．

　圧迫圧については，推奨される圧はまだ不明であるが，30 mmHg で現在十分ではないかと感じている．特に小児は着心地が悪く，弾性着衣による不快感を一旦与えられると，その後に継続してもらえなくなることが予想されるので，現在は継続してくれることを優先している．

　脈管奇形は患者毎に大きさ，症状，部位が異なり，年齢や体格も様々であるため，本人の症状を確認しながら，治療を選択していく必要がある．その中で四肢の巨大な血管奇形に対して，オーダーメイドストッキングは単独での治療は難しいが，比較的導入しやすく，他の治療と併用することにより大きな役割を果たしている．

　今後の課題としては，それぞれの奇形での推奨圧が解明されること，弾性着衣が続発性リンパ浮腫のように何らかの補助を得られるようになることが挙げられる．

参考文献

1) Arneja, J. S., et al.：Vascular malformations. Plast Reconstr Surg. **121**：195e-206e, 2008.
2) Hein, K. D., et al.：Venous malformations of skeletal muscle. Plast Reconstr Surg. **110**：1625-1635, 2002.
3) Marler, J. J., Mulliken, J. B.：Current management of hemangiomas and vascular malformations. Clin Plast Surg. **32**：99, 2005.
4) Dompmartin, A., et al.：Venous Malformation：update on etiopathogenesis, diagnosis & management. Phlebology. **25**(5)：224-235, 2010.
5) Langbroek, G. B., et al.：Compression therapy for congenital low-flow vascular malformations of the extremities：A systematic review. Phlebology. **33**(1)：5-13, 2018.
6) 血管腫・血管奇形・リンパ管奇形診療ガイドライン 2017．平成 26～28 年度厚生労働科学研究費補助金難治性疾患等政策研究事業．
7) 平井正文：データとケースレポートから見た圧迫療法の基礎と臨床．メディカルトリビューン，2013．
8) 三上太郎，前川二郎：【実践リンパ浮腫の治療戦略】弾性着衣とその周辺．PEPARS. **130**：18-25, 2017.
9) 平井正文ほか：四肢静脈疾患，リンパ浮腫への圧迫療法における伸び硬度(stiffness)の意義．静脈学．**23**(1)：31-37, 2012.

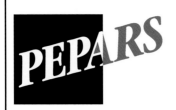

◆特集/患児・家族に寄り添う血管腫・脈管奇形の医療

難病対策の歴史的経緯と血管腫・脈管〈血管〉奇形の医療扶助
―改正難病二法に関連して―

秋田　定伯*

Key Words：指定難病，小児慢性特定疾病，難病の患者に対する医療等に関する法律，児童福祉法，医療費助成，厚生労働科学研究費補助金事業における研究班，関係学会

Abstract　血管腫・脈管（血管）奇形は　その一部が指定難病となっており，いわゆる改正難病二法の行政枠組みで実施されている．難病対策は昭和47年（1972年）予算事業として行われてきており，歴史的変遷と法整備に至るまでの経過について論じている．また，難病患者の社会参加の機会確保および地域社会における共生が基本理念として掲げられるとともに，公費負担による医療費助成等の措置が法律に基づく制度として講じられている．患者団体，厚生労働科学研究費補助金事業研究班（政策事業）および関連学会，更に立法府とともに検討し進めていくことが求められており，実際，血管腫・脈管（血管）奇形では，厚生労働科学研究費補助金難治性疾患等政策研究事業（難治性疾患政策研究事業）難治性血管腫・血管奇形・リンパ管腫・リンパ管腫症および関連疾患についての調査研究班が立ち上がり，平成21年（2009年）以来，3代の研究代表を経て，平成27年（2015年）7月に指定難病5疾患，平成30年（2018年）4月に小児慢性特定疾病として，脈管系疾患の創設と，大分類 脈管奇形として7疾患を新規創設または改変している．

はじめに

血管腫・脈管〈血管〉奇形の医療扶助（補助）を取り上げる時，指定難病補助制度および小児慢性特定疾病補助についての議論が中心となるが，これらが制定されるにあたり，歴史的経緯と形成外科医をはじめとする専門家の役割を語るうえで，日本形成外科学会，日本血管腫・血管奇形学会などの学会の存在のみならず，平成21年から現在まで継続している厚生労働科学研究費補助金難治性疾患等政策研究事業内に位置づけられた研究班（平成30年度難治性血管腫・血管奇形・リンパ管腫・リンパ管腫症および関連疾患についての調査研究班）の果たしている役割は大きい．

本稿では，公的扶助に至った，難病全般の経緯と　多岐にわたる血管腫・脈管（血管）奇形における対象疾患，具体的な内容について述べる．

難病対策

難病対策の開始時期については，昭和47年（1972年）10月，厚生省（当時）の難病対策要綱に始まる．その中に明確に記載されている事項として，(1)原因不明，治療方法未確立であり，かつ，後遺症を残すおそれが少なくない疾病（例：ベーチェット病，重症筋無力症，全身性エリテマトーデス），(2)経過が慢性にわたり，単に経済的な問題のみならず介護等に著しく人手を要するために家族の負担が重く，また精神的にも負担の大きい疾病（例：小児がん，小児慢性腎炎，ネフローゼ，小児ぜんそく，進行性筋ジストロフィー，腎不全

---

* Sadanori AKITA, 〒814-0180　福岡市城南区七隈7-45-1　福岡大学医学部形成外科・創傷再生学，教授

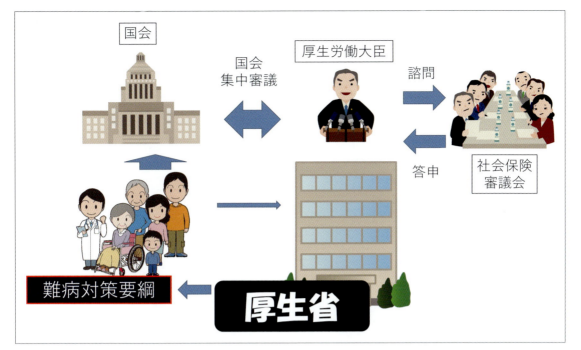

図 1. 以前の「難病対策要綱」を中心とした難病の行政対応概略

（人工透析対象者），小児異常行動，重症心身障害児）を掲げ，更に対策の進め方の基本に 3 つの柱を立て，(1)調査研究の推進，(2)医療施設の整備，(3)医療費の自己負担の解消，としている．なお，ねたきり老人，がんなど，すでに別個の対策の体系が存在するものについては，この対策から，除外している．

1．難病対策のきっかけ
A．きっかけはスモンの発生
スモンは進行すると歩行障害や視覚障害をもたらす疾病であり，当時は原因が不明であった．スモンに対する取り組みは難病対策の推進に大きな役割を果たした．その後スモン以外の難病についても対策が講じられ，難治性の疾患，高額の医療費を要する疾患についての対策が医療費の面を中心として拡大され，調査研究も進められた．

2．難病要綱の経緯
昭和 45 年（1970 年）10 月

社会保険審議会は，厚生大臣の諮問（「医療保険制度の抜本的改正について」）に対し，「原因不明でかつ社会的にその対策を必要とする特定疾患については，全額公費負担とすべきである．」との答申を行った．

昭和 46 年（1971 年）4 月

厚生省内に設置された難病対策プロジェクトチームは，難病対策の考え方，対策項目などについて検討を行った．

昭和 47 年（1972 年）10 月

厚生省はその結果を「難病対策要綱」としてまとめた．

昭和 47 年（1972 年）4 月

なお，国会において，難病についての集中審議が行われ，ここで述べられた参考人の意見が厚生省の「難病対策要綱」に活かされた（図 1）．

3．難病関係調査研究の経緯
昭和 47 年（1972 年），特定疾患調査研究事業が，スモン，ベーチェット病など 8 疾患を対象として開始されたのち，特定疾患対策懇談会のご意見を取り入れ，平成 10 年（1998 年）からは厚生労働科学研究 特定疾患調査研究事業として公募開始となり，平成 14 年（2002 年）には，厚生労働科学研究特定疾患対策研究事業に発展し，平成 15 年（2003 年）には，厚生労働省難治性疾患克服研究事業へと展開したのち，平成 21 年（2009 年）には，

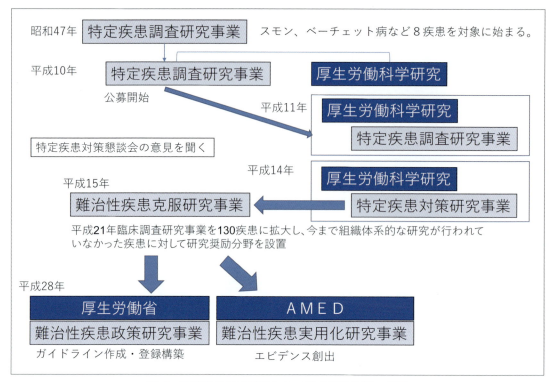

図 2. 特定疾患調査研究からの難病研究体制の変遷

臨床調査研究事業を 130 疾患に拡大し，それまでに組織体系的な研究が行われていなかった疾患に対して研究奨励分野を設置し，平成 28 年（2016年）からは厚生労働省難治性疾患政策研究事業（ガイドライン作成と登録構築）と AMED（国立研究開発法人日本医療研究開発機構）の難治性疾患実用化研究事業（エビデンス創出）の二本立てとなった（図 2）．幸いにして，血管腫・血管奇形に関しては，"難治性"研究奨励分野における臨床調査研究から，研究班を発足することができ，以降現在まで政策提言，ガイドライン作成などを行ってきている．

4．特定疾患治療研究事業

特定疾患治療研究事業は，難治性疾患克服研究事業の対象疾患のうち，診断基準が一応確立し，かつ，難治度および重症度が高く，さらに，患者数が比較的少ない疾患について，公費負担により受療を促進することによって，その原因を究明し，もって治療法の開発等に資するとともに，患者の医療費の負担軽減を図ることを目的としていた．対象疾患は平成 26 年（2014 年）4 月当時，56疾患だった．

A．特定疾患治療研究事業の背景

この事業は，昭和 46 年（1971 年）7 月からスモンによる入院患者に治療研究への協力に対する謝金という形で月額 1 万円を支給したのが始まりである．昭和 48 年度（1973 年度）からは，難病対策強化充実策の一環として，特定疾患の治療費について，入院，通院を問わず社会保険各法の規定に基づく医療費の自己負担分を全額公費で負担（国と都道府県で 1/2 ずつ負担）することとなった．

5．患者負担の経緯

制度発足後の医学の進歩により，死亡率や生活の質が大幅に改善した疾患も多い一方，依然として重篤で療養に大きな負担を要する患者もいるなど，難病患者を取り巻く環境が変化してきた．こうした状況を踏まえ，平成 10 年（1998 年）には，重症患者対策に重点を置いた難病対策の再編成が行われた．

これにより，各種の新たな療養支援対策が実施されるとともに，医療費の患者負担分を全額公費で負担する従来の制度が見直され，平成 10 年

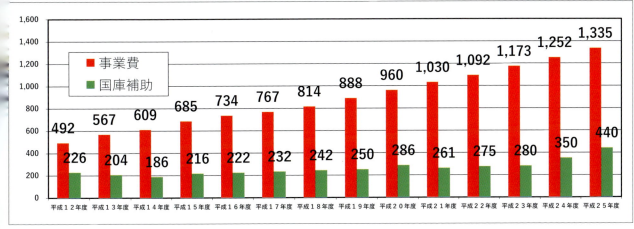

図 3. 難病対策の医療費助成(国庫補助)と研究事業費の予算の推移

(1998年)5月から重症患者を除いて，定額による患者負担が導入された．

患者負担の在り方については，「厚生科学審議会疾病対策部会難病対策委員会中間報告」(平成14年(2002年)8月23日)を踏まえ，平成15年(2003年)10月には，他の難治性疾患や障害者医療との公平性の観点などから，所得と治療状況に応じた段階的な患者一部負担に変更するとともに，低所得者(患者の生計中心者の所得状況が市町村民税非課税の場合)については，全額公費負担とされた．

これまでの難病対策に対しては，医療費助成・研究事業の対象疾患が限られており不公平感があり，医療費助成の総事業費が毎年増加する中で，予算事業(裁量的経費)であるため国の予算が十分に確保できず，都道府県の超過負担が拡大している(図3)．

6. 臨床調査研究事業拡大(平成21年(2009年))後の動き

平成23年(2011年)9月26日に開催された厚生科学審議会疾病対策部会において，難病対策について議論を行い，厚生科学審議会疾病対策部会難病対策委員会に対して，次の2点を中心として，具体的・専門的検討を行うよう指示がなされた．

① 特定疾患治療研究事業，いわゆる医療費助成制度については，その福祉的側面について，経費の膨脹・都道府県の超過負担の問題があり，さらに対象疾患選定への不公平感もあることから，制度の安定性および公平性について考えていく必要がある．また，研究事業としても十分機能するよう，改善が必要なのではないか．

② 原因究明，治療法開発等を行っている難治性疾患克服研究事業等についても，5,000～7,000疾患あるとも言われている希少疾患の中で，ごく一部しか研究していないこともあり，患者間に不公平感がある．今後どのような形で研究を進めていくか検討する必要がある．

7. 難病対策委員会による「今後の難病対策の在り方(中間報告)」とりまとめに至る経緯

難病対策委員会はこの整理をもとに，その後も，後述の社会保障・税一体改革大綱(平成24年(2012年)2月17日閣議決定)なども踏まえ，難病対策の必要性と理念，「難病」の定義の在り方，医療費助成の在り方などの各々の項目について議論し，論点・課題の整理を行い，平成24年(2012年)8月16日，「今後の難病対策の在り方(中間報告)」を取りまとめたが，その中間報告の経緯を下記に示す．

8. 難病対策委員会による中間的整理(1)

難病対策委員会は平成23年(2011年)12月1日，今後の難病対策の検討にあたっての中間的な整理を行った．まず，難病に対する基本的な認識として，「希少難治性疾患の患者・家族を我が国の社会が包含し，支援していくことが，これからの成熟した我が国の社会にとってふさわしい」ことを示したうえで，現在の難病対策の課題や今後の見直

表 1. 希少性の考え方のまとめ

> 4要素のうち①の希少性について,
>
> (A) 患者数が1,000人以下
> (B) 患者数が1,000人を上回り,5万人以下
> (C) 患者数が5万人を上回り,人口の0.1%程度以下
> (D) 患者数が人口の0.1%を上回る
>
> という4つの類型が例示された.

しにあたってのポイントを示した.方向性として,第一に「医療費助成について,事業の公正性,他制度との均衡,制度の安定性の確保の観点に立ち,法制化も視野に入れ,希少・難治性疾患を幅広く公平に助成の対象にすることを検討する」こと,第二に「希少・難治性疾患の特性を踏まえ,治療研究の推進,医療体制の整備,国民への普及啓発,福祉サービスの充実,就労支援などをはじめとした総合的・包括的な施策の実施や支援の仕組みを検討する」ことを示した.

9. 難病対策委員会による中間的整理(2)

第一に「医療費助成について,事業の公正性,他制度との均衡,制度の安定性の確保の観点に立ち,法制化も視野に入れ,希少・難治性疾患を幅広く公平に助成の対象にすることを検討する」こと,第二に「希少・難治性疾患の特性を踏まえ,治療研究の推進,医療体制の整備,国民への普及啓発,福祉サービスの充実,就労支援などをはじめとした総合的・包括的な施策の実施や支援の仕組みを検討する」ことを示すとする方向性が示された.

10. 厚生労働省による「難病対策の改革の全体像(案)」が示された後の難病対策委員会による議論の再開

厚生労働省は平成24年(2012年)10月,難病対策委員会に対し,前記,中間報告を具体化し,患者団体の意見を反映させた「難病対策の改革の全体像(案)」を示し,これを受け,難病対策委員会で更に議論が行われた.

難病対策委員会は平成25年(2013年)1月25日,「難病対策の改革について(提言)」を取りまとめ,法制化も含め官民が協力して取り組むべき改革の内容について提言を行った.

11. 難病対策委員会による「難病対策の改革について(提言)」

提言では,医療費助成の対象疾患について,難治性疾患克服研究事業「今後の難病対策のあり方に関する研究班」の中間報告による類型化を前提に,

① 症例が比較的少ないために全国的な規模で研究を行わなければ対策が進まない.
② 原因不明(病態が未解明なもの)
③ 効果的な治療方法未確立(治療方法がないもの.進行を遅らせ一時的に症状を緩和できるもの.一定の治療法があるが,軽快と増悪を繰り返すもの)
④ 生活面への長期にわたる支障(長期療養を必要とするもの)

という4要素を満たし,一定の診断基準や診断基準に準ずるものが確立しており,客観的な指標がある疾患(類縁疾患として疾患概念が明確なものを含む.)とすることが適当であるとした.また希少性についても具体的に例示された(表1).

12. 提言における適切な患者負担の在り方について

対象疾患の拡大を検討する方向性の一方で,制度の安定性・持続可能性を確保するため,適切な患者負担の在り方も併せて検討することとした.

高齢者,障害者等を対象とする他制度の給付との均衡を図り,対象患者の一部負担について,低所得者に配慮しつつ,所得などに応じて月額限度額を設定するとし,一部負担額が0円となる重症患者の特例を見直し,全ての者について,所得等に応じて一定の自己負担を求めるとした.

13. 提言における医療体制について

診断,治療に多くの診療科が必要な難病に対して対応できる高い専門性を有する病院を「新・難

表 2. 社会保障制度改革プログラム法

> **第四条 10**
> 政府は，この法律の施行の際現に実施されている難病及び小児慢性特定疾患(児童福祉法第二十一条の五に規定する医療の給付の対象となる疾患をいう．以下この項において同じ．)に係る医療費助成について，難病対策に係る都道府県の超過負担の解消を図るとともに，難病及び小児慢性特定疾患に係る新たな公平かつ安定的な医療費助成の制度(以下この項において「新制度」という．)を確立するため，新制度の確立に当たって，次に掲げる事項その他必要な事項について検討を加え，その結果に基づいて必要な措置を講ずるものとする．
> 一　新制度を制度として確立された医療の社会保障給付とすること．
> 二　新制度の対象となる疾患の拡大
> 三　新制度の対象となる患者の認定基準の見直し
> 四　新制度の自己負担の新制度以外の医療費に係る患者の負担の軽減を図る制度との均衡を考慮した見直し
>
> **第四条 11**
> 政府は，前項の措置を平成二十六年度を目途に講ずるものとし，このために必要な法律案を平成二十六年に開会される国会の常会に提出することを目指すものとする

病医療拠点病院(仮称)」として指定すること，地域医療の推進や入院・療養施設の確保等のため「難病医療地域基幹病院(仮称)」を指定すること，「難病指定医(仮称)」として指定された難病について専門的な知見を有する医師が診断を行い，その診断・症状の程度の判定の適正性・妥当性を「難病認定審査会(仮称)」が審査することなどが盛り込まれた．

難病対策のすすめ方

1．社会保障・税一体改革での検討現況

平成 24 年(2012 年)2 月 17 日に閣議決定された「社会保障・税一体改革大綱」では，難病患者の医療費助成について，法制化も視野に入れ，助成対象の希少・難治性疾患の範囲の拡大を含め，より公平・安定的な支援の仕組みの構築を目指すこととされた．

○平成 24 年(2012 年)6 月 15 日に民主党，自民党，公明党による【3 党合意】がなされ消費増税の使途についての議論が開始した．

2．【3 党合意】に基づく社会保障制度改革推進法の成立

社会保障制度改革推進法は，法律の施行後 1 年以内に，社会保障制度改革国民会議における審議の結果等を踏まえて，社会保障制度改革に必要な法制上の措置を講ずるものとした．

3．社会保障制度改革推進法に基づいて設置された社会保障制度改革国民会議

【3 党合意】に基づく社会保障制度改革推進法に基づいて設置された社会保障制度改革国民会議は平成 25 年(2013 年)8 月 6 日，報告書を取りまとめられた．

報告書では，「難病で苦しんでいる人々が将来に『希望』を持って生きられるよう，難病対策の改革に総合的かつ一体的に取り組む必要があり，医療費助成については，消費税増収分を活用して，将来にわたって持続可能で公平かつ安定的な社会保障給付の制度として位置づけ，対象疾患の拡大や都道府県の超過負担の解消を図るべきであるとし，ただし，社会保障給付の制度として位置づける以上，公平性の観点を欠くことはできず，対象患者の認定基準の見直しや，類似の制度との均衡を考慮した自己負担の見直し等についても併せて検討することが必要である．」とされた．

4．【3 党合意】に基づく社会保障制度改革プログラム法成立

社会保障制度改革国民会議の報告を受け「社会保障制度改革推進法第 4 条の規定に基づく『法制上の措置』について」が平成 25 年(2013 年)8 月 21 日に閣議決定され，さらに，同年の第 185 回国会(臨時会)において，「持続可能な社会保障制度の確立を図るための改革の推進に関する法律」(以下「社会保障制度改革プログラム法」)が成立した(表 2)．

```
┌──────────────────────────────────────────────────────────────────────┐
│          難病の患者に対する医療等に関する法律（平成26年5月23日成立）   │
│  ┌─趣旨─┐                                                             │
│  │ 持続可能な社会保障制度の確立を図るための改革の推進に関する法律に基 │
│  │ づく措置として、難病の患者に対する医療費助成(注)に関して、法定化に │
│  │ よりその費用に消費税の収入を充てることができるようにするなど、公平 │
│  │ かつ安定的な制度を確立するほか、基本方針の策定、調査及び研究の推進、│
│  │ 療養生活環境整備事業の実施等の措置を講ずる。                        │
│  │  (注) これまでは法律に基づかない予算事業（特定疾患治療研究事業）と │
│  │      して実施していた。                                             │
│  ┌─概要─┐                                                             │
│  │ (1) 基本方針の策定                                                  │
│  │  • 厚生労働大臣は、難病に係る医療その他難病に関する施策の総合的な推│
│  │    進のための基本的な方針を策定。                                   │
│  │ (2) 難病に係る新たな公平かつ安定的な医療費助成の制度の確立          │
│  │  • 都道府県知事は、申請に基づき、医療費助成の対象難病（指定難病）の│
│  │    患者に対して、医療費を支給。                                     │
│  │  • 指定難病に係る医療を実施する医療機関を、都道府県知事が指定。    │
│  │  • 支給認定の申請に添付する診断書は、指定医が作成。                 │
│  │  • 都道府県は、申請があった場合に支給認定をしないときは、指定難病審│
│  │    査会に審査を求めなければならない。                              │
│  │  • 医療費の支給に要する費用は都道府県の支弁とし、国は、その2分の1 │
│  │    を負担。                                                         │
│  │ (3) 難病の医療に関する調査及び研究の推進                            │
│  │  • 国は、難病の発病の機構、診断及び治療方法に関する調査及び研究を推│
│  │    進。                                                             │
│  │ (4) 療養生活環境整備事業の実施                                      │
│  │  • 都道府県は、難病相談支援センターの設置や訪問看護の拡充実施等、療│
│  │    養生活環境整備事業を実施できる。                                 │
│  ┌─施行期日─┐                                                         │
│  │ 平成27年1月1日  ※児童福祉法の一部を改正する法律（小児慢性特定疾病 │
│  │                  の患児に対する医療費助成の法定化）と同日           │
└──────────────────────────────────────────────────────────────────────┘
```

図 4. 平成 26 年（2014 年）5 月 23 日成立, 平成 27 年（2015 年）1 月 1 日施行の難病の患者に対する医療等に関する法律

なお, 平成 25 年（2013 年）1 月 27 日には, 総務大臣, 財務大臣および厚生労働大臣により,「特定疾患治療研究事業については, 平成 26 年度（2014 年）予算において超過負担の解消を実現すべく, 法制化その他必要な措置について調整を進めること」が合意されている.

5. 厚生労働省による患者自己負担額の素案となる「難病に係る新たな医療費助成の制度案」提示

難病対策委員会委員長から具体案を出すよう指示を受け, 厚生労働省は平成 25 年（2013 年）10 月 18 日, 難病対策委員会に対し, 新制度で患者に求める自己負担額の素案となる「難病に係る新たな医療費助成の制度案（たたき台）」を示した. このたたき台では, 自己負担割合を現行の 3 割から 2 割に引き下げた上で, 自己負担の限度額について, 医療保険における 70 歳以上の高額療養費制度を参考に, 所得に応じて 4 段階とし, 最大で月 4 万 4,400 円とした. また, 助成の対象は, 一定の症状以上の重症者や高額な医療を要する場合に限定するとした.

厚生労働省が素案で示した難病の医療費助成の新制度案に対し, 6 つの難病患者団体が要望書を厚生労働省に提出するなど, 軽症者が助成の対象から外れることや現行の医療費助成制度より負担が重くなることに懸念や批判の声が上がった.

与党審査を踏まえて, 田村厚生労働大臣（当時）は平成 25 年（2013 年）11 月 24 日, 患者の自己負担を最大月 4 万 4,400 円としていた案を修正し, 障害者を対象とした自立支援医療を参考に, 自己負担を軽減する意向を表明した.

結果として与党審査では助成の対象を一定の症状以上の重症者や高額な医療を要する者としたことに対して, 軽症者であっても, 高額な医療を継続することが必要な者については, 医療費助成の対象とするよう求めた.

児童福祉法の一部を改正する法律の概要

法案提出の趣旨
持続可能な社会保障制度の確立を図るための改革の推進に関する法律に基づく措置として、小児慢性特定疾病の患者に対する医療費助成に関して、その実施に要する経費に消費税の収入を充てることができるようにするなど、公平かつ安定的な制度を確立するほか、基本方針の策定、慢性疾病児童の自立支援事業の実施、調査及び研究の推進等の措置を講ずる。

法律の概要

(1) 基本方針の策定
- 良質かつ適切な小児慢性特定疾病医療支援の実施その他の疾病児童等の健全な育成に係る施策の推進を図るための基本的な方針を定める。

(2) 小児慢性特定疾病に係る新たな公平かつ安定的な医療費助成の制度の確立
- 都道府県・政令指定都市・中核市は、小児慢性特定疾病にかかっている児童等であって、当該疾病の程度が一定程度以上であるものの保護者に対し、申請に基づき、医療に要する費用（小児慢性特定疾病医療費）を支給。
  （現行の小児慢性特定疾病医療費助成は児童福祉法に基づく法律補助であるものの裁量的経費。今回、義務的経費化。）
- 医療費助成に要する費用は都道府県等の支弁とし、国はその2分の1を負担。
- その他、適正な医療費助成及び医療の質を担保する観点から指定医療機関（都道府県等が指定）制度等に関する規定を整備。
  ➢ 支給認定の申請に添付する診断書は、指定医が作成。　➢ 都道府県等は、支給認定をしないときは、小児慢性特定疾病審査会に審査を求める。

(3) 小児慢性特定疾病児童等自立支援事業の実施
- 都道府県等は、相談支援など小児慢性特定疾病児童に対する自立の支援のための事業（※）を実施。
  （※）必須事業：小児慢性特定疾病児童等、その保護者その他の関係者に対する相談支援、必要な情報提供、助言 等
  任意事業：①レスパイト（医療機関等における小慢児童等の一時預かり）、②相互交流支援、③就労支援、④家族支援（家族の休養確保のための支援）等

(4) 小児慢性特定疾病の治療方法等に関する研究の推進
- 国は、小児慢性特定疾病の治療研究など、慢性疾病にかかっている児童等の健全な育成に資する調査及び研究を推進。

施行期日
平成27年1月1日　　※「難病の患者に対する医療等に関する法律」と同日施行

図 5. 平成 27 年（2015 年）1 月 1 日施行の児童福祉法の一部を改正する法律の概要

自己負担については、自己負担割合を現行の3割から2割へ引き下げて4段階としたことに対して、所得に応じた細かい区分を求め、さらに医療費の負担が高額かつ長期となる場合は上限を定めるよう求めた。

特に、人工呼吸器など、生命維持装置を常時装着し、日常生活が著しく制約される場合は更なる減免措置をとるよう求めた。

難病二法改正の主旨

政府は平成26年（2014年）2月12日、「難病の患者に対する医療等に関する法律案」を閣議決定し、同日、第186回国会に提出した。難病対策については、昭和47年（1972年）の「難病対策要綱」の策定以来、約40年にわたり予算事業として行われており、当時の特定疾患治療研究事業は患者の医療費負担の軽減という側面があるものの、主たる目的は難治性疾患克服のための治療研究の推進であった。

今回の法制化により、難病患者の社会参加の機会確保および地域社会における共生が基本理念として掲げられるとともに、公費負担による医療費助成などの措置が法律に基づく制度として講じられた（図4, 5）。

指定難病患者への医療費補助概要，小児慢性特定疾病の医療費補助の概要

指定難病にかかっている患者の医療費の負担軽減を図るため、その医療費の自己負担分の一部を助成し、一方、小児慢性特定疾病にかかっている児童などについて、健全育成の観点から、患児家庭の医療費の負担軽減を図るため、その医療費の自己負担分の一部を助成するとした（図6, 7）。

指定難病患者への医療費助成の概要

○ 指定難病にかかっている患者の医療費の負担軽減を図るため、その医療費の自己負担分の一部を助成する。

医療費助成の概要

○ 対象者の要件　・指定難病（※）にかかっており、その病状の程度が厚生労働大臣が定める程度であること。

※①発病の機構が明らかでないこと、②治療方法が確立していないこと、③希少な疾病であること、④長期の療養を必要とすること、⑤患者数が本邦において一定の人数に達しないこと、⑥客観的な診断基準が確立していること、の全ての要件を満たすものとして、厚生労働大臣が定めるもの。

・指定難病にかかっているが、その病状の程度が厚生労働大臣が定める程度ではない者で、申請月以前の12ヶ月以内に、その治療に要した医療費総額が33,330円を超える月が3月以上あること。

- 自己負担　　　　　患者等の所得に応じて、治療に要した費用について一部自己負担がある。
- 実施主体　　　　　都道府県（平成30年度より政令指定都市へ事務を移譲予定）
- 国庫負担率　　　　1／2（都道府県：1／2）
- 根拠条文　　　　　難病の患者に対する医療等に関する法律第5条、第31条第1項

対象疾病

110疾病（平成27年1月）　→　306疾病（平成27年7月）　→　330疾病（平成29年4月）

予算額

・平成28年度予算額：114,830,132千円 → ・平成29年度予算額：115,459,040千円（＋628,908千円）

図 6. 指定難病患者への医療費助成の概要

小児慢性特定疾病の医療費助成の概要

○ 小児慢性特定疾病にかかっている児童等について、健全育成の観点から、患児家庭の医療費の負担軽減を図るため、その医療費の自己負担分の一部を助成する。

医療費助成の概要

○ 対象者の要件・小児慢性特定疾病（※）にかかっており、厚生労働大臣が定める疾病の程度であること。

※①慢性に経過する疾病であること　②生命を長期に脅かす疾病であること　③症状や治療が長期にわたって生活の質を低下させる疾病であること　④長期にわたって高額な医療費の負担が続く疾病であることの全ての要件を満たし、厚生労働大臣が定めるもの。

・18歳未満の児童であること。（ただし、18歳到達時点において本制度の対象になっており、かつ、18歳到達後も引き続き治療が必要と認められる場合には、20歳未満の者を含む。）
- 自己負担　　　　　申請者の所得に応じて、治療に要した費用について一部自己負担がある。
- 実施主体　　　　　都道府県・指定都市・中核市
- 国庫負担率　　　　1／2（都道府県・指定都市・中核市1／2）
- 根拠条文　　　　　児童福祉法第19条の2、第53条

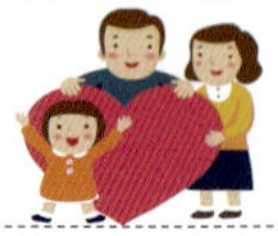

対象疾患群

① 悪性新生物
② 慢性腎疾患
③ 慢性呼吸器疾患
④ 慢性心疾患
⑤ 内分泌疾患
⑥ 膠原病
⑦ 糖尿病
⑧ 先天性代謝異常
⑨ 血液疾患
⑩ 免疫疾患
⑪ 神経・筋疾患
⑫ 慢性消化器疾患
⑬ 染色体又は遺伝子に変化を伴う症候群
⑭ 皮膚疾患

対象疾病

・対象疾病数：722疾病（14疾患群）

予算額

・平成28年度予算額：16,257,259千円
・平成29年度予算額：16,480,608千円（＋223,349千円）

図 7. 小児慢性特定疾病の医療費助成の概要

表 3. 難病法に基づく医療費助成(新事業)と特定疾患治療研究事業(旧事業)の対照表

	難病法に基づく医療費助成(新事業)	特定疾患治療研究事業(旧事業)
根拠法	難病の患者に対する医療等に関する法律	なし(予算事業として実施)
医療費助成の対象となる疾病の考え方	下記の5要件を満たす疾病を厚生科学審議会の意見を聴いて厚生労働大臣が指定(指定難病) ① 発病の機構が明らかでない ② 治療方法が確立していない ③ 長期の療養を必要とする ④ 患者数が人口の0.1%程度に達しない ⑤ 客観的な診断基準等が確立していること ※他の施策体系が樹立されていない疾病を対象とする.	下記4要素を満たす疾患のうち,特定疾患対策懇談会の意見を踏まえ決定されるもの(特定疾患) ① 希少性, ② 原因不明, ③ 治療方法未確立, ④ 生活面への長期の支障
対象疾病数	330疾病	56疾患
対象者	・年齢制限なし ・指定難病にかかっており,その病状の程度が一定程度以上である者	・年齢制限なし ・特定疾患に罹患している者(原則重症度なし)
自己負担	患者等の世帯の所得に応じて,治療に要した費用について一部自己負担がある.	世帯の生計中心者の所得に応じて,治療に要した費用について一部自己負担がある.
実施主体	都道府県(平成30年4月から指定都市においても実施)	都道府県
国庫負担率・補助率	負担割合:国1/2,都道府県1/2	補助割合:国 予算の範囲内で1/2,都道府県1/2
予算	1,155億円(H29年度予算)	440億円(H25年度予算)

難病法に基づく医療費助成(新事業)と特定疾患治療研究事業(旧事業)の比較

難病法に基づく医療費助成(新事業)と旧事業の特定疾患治療研究事業の違いは,新事業は根拠法を持ち,医療費補助の対象となる疾病の考え方もより詳細になったうえで,対象疾患が6倍程度に拡大したことである.これにより,予算規模もほぼ3倍となった(表3).

難病と小児慢性特定疾病の医療費補助の比較

難病は,患者に対する医療費等に関する法律を,小児慢性特定疾病は児童福祉法を根拠法としており,小児慢性特定疾病には原則として18歳未満であるが,人口制限や診断基準の要件が求められていない.難病には年齢制限はなく,対象疾患が330疾病であるのに対し,小児慢性特定疾病は722疾病となっている.一方予算規模は難病は平成29年(2017年)で1,155億円と小児慢性特定疾病の165億円を大きく上回る(表4).

指定難病および小児慢性特定疾病の検討の進め方

指定難病(難病)および小児慢性特定疾病友に,基礎的な情報を,厚生労働科学研究費補助金事業における研究班および関係学会で収集,整理し,難病では,指定難病検討委員会などで要件の有無を検討し,研究の実施により要件に関する新たな事実がある場合に,指定難病検討委員会で検討することとし,小児慢性特定疾病では小児慢性特定疾患児への支援の在り方に関する専門委員会での要件の有無の検討の後に,研究の実施により要件に関する新たな事実がある場合に,小児慢性特定疾患児への支援の在り方に関する専門委員会で検討するとなっている.

両者ともに要件を満たさない場合であっても,研究の実施は実施されるため,厚生労働科学研究費補助金事業(政策研究)は重要である(図8,9).

表 4. 難病と小児慢性特定疾病の医療費助成の対照表

	難病	小児慢性特定疾病
根拠法	難病の患者に対する医療等に関する法律	児童福祉法
医療費助成の対象となる疾病の考え方	下記の5要件を満たす疾病を厚生科学審議会の意見を聴いて厚生労働大臣が指定(指定難病) ① 発病の機構が明らかでない ② 治療方法が確立していない ③ 長期の療養を必要とする ④ 患者数が人口の 0.1% 程度に達しない ⑤ 客観的な診断基準等が確立していること ※他の施策体系が樹立されていない疾病を対象とする.	下記の要件を満たし,厚生労働大臣が社会保障審議会の意見を聴いて定める疾病 ① 慢性に経過する疾病であること ② 生命を長期に脅かす疾病であること ③ 症状や治療が長期にわたって生活の質を低下させる疾病であること ④ 長期にわたって高額な医療費の負担が続く疾病であることの全ての要件を満たす疾病
対象疾病数	330 疾病	722 疾病
対象者	・年齢制限なし	・18 歳未満(ただし,引き続き治療が必要と認められる場合には,20 歳未満まで.)
自己負担	患者等の世帯の所得に応じて,治療に要した費用について一部自己負担がある.	申請者の世帯の所得に応じて,治療に要した費用について一部自己負担がある.(難病の 1/2 の額)
実施主体	都道府県(平成 30 年 4 月から指定都市においても実施)	都道府県,指定都市,中核市(以下「都道府県等」)
国庫負担率	負担割合:国 1/2,都道府県 1/2	負担割合:国 1/2,都道府県等 1/2
予算	1,155 億円(H29 年度予算)	165 億円(H29 年度予算)

血管腫・脈管〈血管〉奇形関係の難病および小児慢性特定疾病の医療費補助(公的扶助)の動向

厚生労働科学研究費補助金難治性疾患等政策研究事業(難治性疾患政策研究事業) 難治性血管腫・血管奇形・リンパ管腫・リンパ管腫症および関連疾患についての調査研究班は,平成 21 年(2009 年)~平成 23 年(2011 年):佐々木 了(斗南病院形成外科),平成 24 年(2012 年)~平成 28 年(2016 年):三村秀文(現,聖マリアンナ医科大学放射線科)を経て,平成 29 年(2017 年)から 秋田が代表研究者として政策研究に携わっている.これまでに,平成 27 年(2015 年)7 月から指定難病として加わった,リンパ管腫症/ゴーハム病(指定難病 277),巨大リンパ管奇形(頸部顔面病変)(指定難病 278),巨大静脈奇形(頸部口頭咽頭びまん性病変)(指定難病 279),巨大動静脈奇形(頸部顔面又は四肢病変)(指定難病 280),クリッペル・トレノネー・ウェーバー症候群(指定難病 281)の科学的検証と要件の検討を行っている[1)~5)].小児慢性特定疾病については,平成 30 年(2018 年)4 月から脈管系疾患の創設と,大分類 脈管奇形として,青色ゴムまり様母斑症候群,巨大静脈奇形,巨大動静脈奇形,クリッペル・トレノネー・ウェーバー症候群,原発性リンパ浮腫の新規採用[6)]に関わり,既存のリンパ管腫症,リンパ管腫を脈管系疾患大分類脈管奇形に組み入れた[7)8)](図10).

血管腫・脈管(血管)奇形関係の医療費補助(公的扶助)の方向性

血管腫・血管奇形は幸いにも一部指定難病,小児慢性特定疾病の枠組みで医療費補助が受給されている.しかしながら,指定難病では対象疾患が部位による限定があり,小児慢性特定疾病でのリンパ管腫は,指定難病のリンパ管奇形であり,それらの整合性を図る必要である.一患者にとっての病態の移行(transition)を継ぎ目なくする必要もある.また,血管腫 血管奇形は多岐横断的疾患群であるため主たる専門家が確定していないものの,全身の皮膚表面から骨筋までを取り扱い,

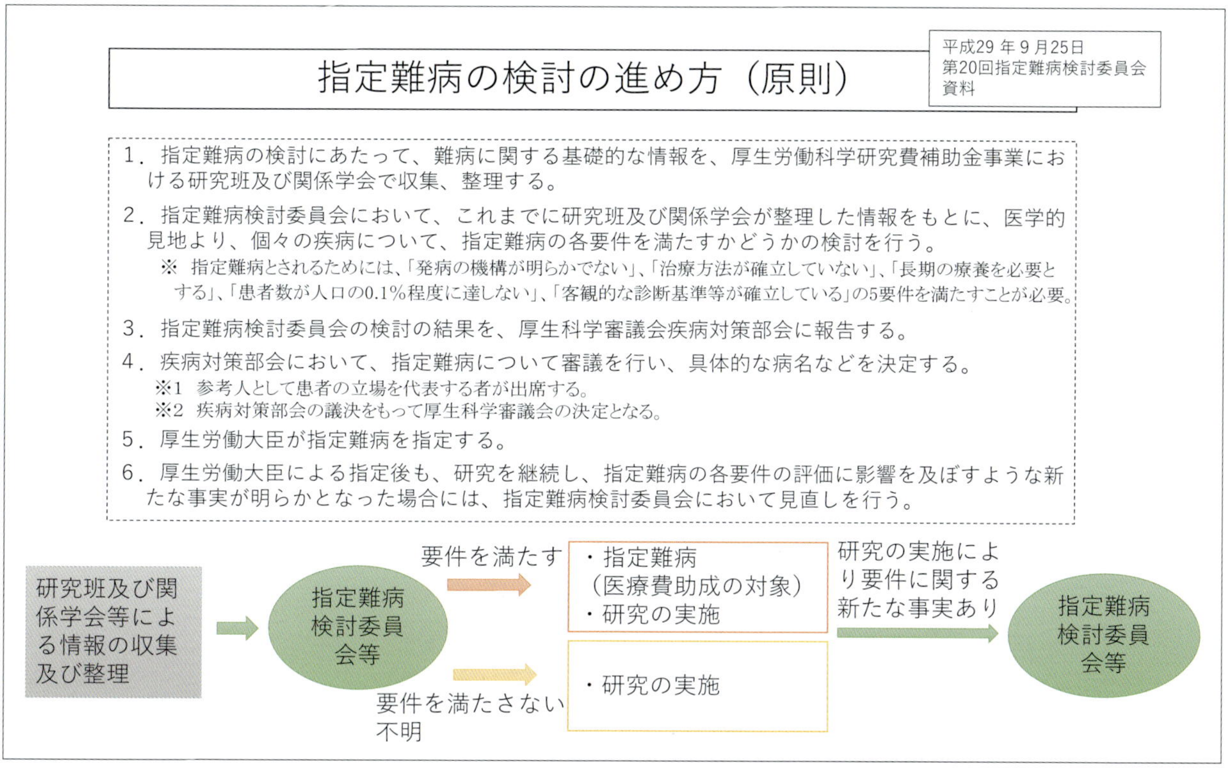

指定難病の検討の進め方（原則）
平成29年9月25日
第20回指定難病検討委員会
資料
1．指定難病の検討にあたって、難病に関する基礎的な情報を、厚生労働科学研究費補助金事業における研究班及び関係学会で収集、整理する。
2．指定難病検討委員会において、これまでに研究班及び関係学会が整理した情報をもとに、医学的見地より、個々の疾病について、指定難病の各要件を満たすかどうかの検討を行う。
※ 指定難病とされるためには、「発病の機構が明らかでない」、「治療方法が確立していない」、「長期の療養を必要とする」、「患者数が人口の0.1%程度に達しない」、「客観的な診断基準等が確立している」の5要件を満たすことが必要。
3．指定難病検討委員会の検討の結果を、厚生科学審議会疾病対策部会に報告する。
4．疾病対策部会において、指定難病について審議を行い、具体的な病名などを決定する。
※1 参考人として患者の立場を代表する者が出席する。
※2 疾病対策部会の議決をもって厚生科学審議会の決定となる。
5．厚生労働大臣が指定難病を指定する。
6．厚生労働大臣による指定後も、研究を継続し、指定難病の各要件の評価に影響を及ぼすような新たな事実が明らかとなった場合には、指定難病検討委員会において見直しを行う。
研究班及び関係学会等による情報の収集及び整理
指定難病検討委員会等
要件を満たす
・指定難病（医療費助成の対象）
・研究の実施
要件を満たさない
不明
・研究の実施
研究の実施により要件に関する新たな事実あり
指定難病検討委員会等

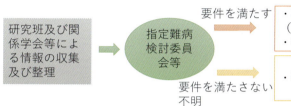

図 8．指定難病の検討の進め方の原則

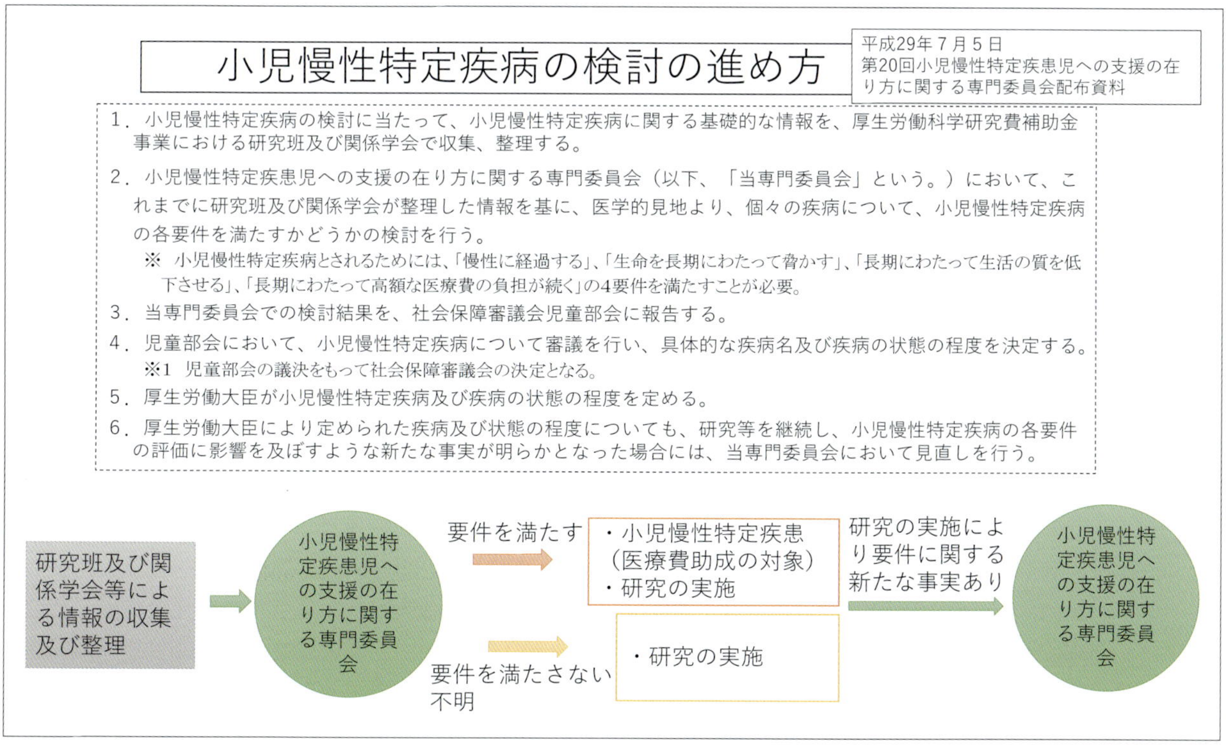

小児慢性特定疾病の検討の進め方
平成29年7月5日
第20回小児慢性特定疾患児への支援の在り方に関する専門委員会配布資料
1．小児慢性特定疾病の検討に当たって、小児慢性特定疾病に関する基礎的な情報を、厚生労働科学研究費補助金事業における研究班及び関係学会で収集、整理する。
2．小児慢性特定疾患児への支援の在り方に関する専門委員会（以下、「当専門委員会」という。）において、これまでに研究班及び関係学会が整理した情報を基に、医学的見地より、個々の疾病について、小児慢性特定疾病の各要件を満たすかどうかの検討を行う。
※ 小児慢性特定疾病とされるためには、「慢性に経過する」、「生命を長期にわたって脅かす」、「長期にわたって生活の質を低下させる」、「長期にわたって高額な医療費の負担が続く」の4要件を満たすことが必要。
3．当専門委員会での検討結果を、社会保障審議会児童部会に報告する。
4．児童部会において、小児慢性特定疾病について審議を行い、具体的な疾病名及び疾病の状態の程度を決定する。
※1 児童部会の議決をもって社会保障審議会の決定となる。
5．厚生労働大臣が小児慢性特定疾病及び疾病の状態の程度を定める。
6．厚生労働大臣により定められた疾病及び状態の程度についても、研究等を継続し、小児慢性特定疾病の各要件の評価に影響を及ぼすような新たな事実が明らかとなった場合には、当専門委員会において見直しを行う。
研究班及び関係学会等による情報の収集及び整理
小児慢性特定疾患児への支援の在り方に関する専門委員会
要件を満たす
・小児慢性特定疾患（医療費助成の対象）
・研究の実施
要件を満たさない
不明
・研究の実施
研究の実施により要件に関する新たな事実あり
小児慢性特定疾患児への支援の在り方に関する専門委員会

図 9．小児慢性特定疾病の検討の進め方

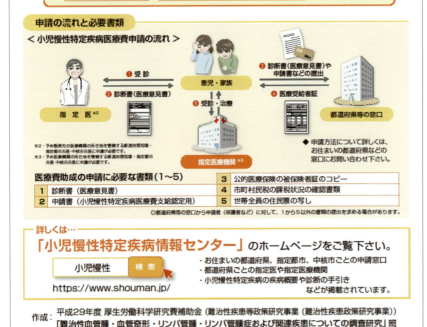

図 10.
小児慢性特定疾病に脈管系疾患を対象とした事の告知

治療方法として，圧迫，副子，内服，レーザー，手術を駆使する形成外科の役割は益々大きくなる．特に一部の血管奇形で有効とされている"硬化療法"については，研究班発足当時からの懸案事項ではあるものの，依然として実現していない．平成 28 年(2016 年)12 月 27 日　厚生労働省に「静脈奇形」の治療に使う硬化剤の薬事承認について要望を行っている．その際に与党公明党の秋野公造参院議員が同席いただき，静脈奇形の患者は全国で推定約 2 万人．このうち約 3,000 人が指定難病に該当し得る重症患者であること，硬化療法は奇形部分に硬化剤を注入し，細胞を壊して縮小せしめ有効とされるが，希少疾患であるため，現在，他の病気で承認された硬化剤を使う「適応外使用」が行われていることを日本血管腫・血管奇形学会　佐々木　了理事長，研究班代表　三村秀文(当時)および筆者は硬化剤の薬事承認の促進とともに，硬化療法の保険収載(保険適用)を早急に認めるよう要請することができた．古屋副大臣(当時)からは，厚労省の未承認薬・適応外薬に関する検討会議の対象になり得るとして「同会議に要望書を提出すれば検討を行う」と前向きな回答

図 11. 平成 26 年(2016 年)12 月 27 日　厚生労働省への硬化療法(硬化剤)承認の陳情
秋野公造議員とともに(公明新聞　2016 年 12 月 28 日付)

をいただいている(図 11).

　また，研究班発足には"難病センター"の website の資料・関連リンクにあるように，患者団体(血管腫・脈管(血管)奇形では 3 団体)の署名活動も大きな推進力となっており，難病の推進評価には　専門家(学会，研究班)，患者団体とともに，立法府の協力と共に　行政反映することが必要である．その意味で難病対策はオールジャパンで取り組むべき課題である．

参考文献

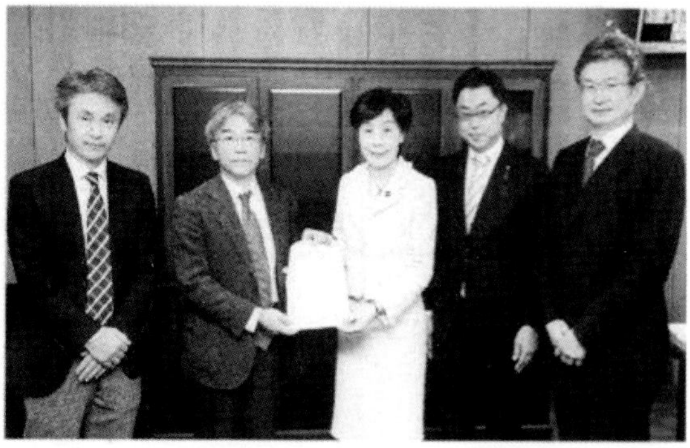

1) 難病情報センター　リンパ管腫症/ゴーハム病(指定難病 277)　http://www.nanbyou.or.jp/entry/4636
2) 難病情報センター　巨大リンパ管奇形(頸部顔面病変)(指定難病 278)　http://www.nanbyou.or.jp/entry/4892
3) 難病情報センター　巨大静脈奇形(頸部口腔咽頭びまん性病変)(指定難病 279)　http://www.nanbyou.or.jp/entry/4756
4) 難病情報センター　巨大動静脈奇形(頸部顔面又は四肢病変)(指定難病 280)　http://www.nanbyou.or.jp/entry/4630
5) 難病情報センター　クリッペル・トレノネー・ウェーバー症候群(指定難病 281)　http://www.nanbyou.or.jp/entry/4600
6) 小児慢性特定疾病平成 30 年 4 月 1 日から追加された疾患の一覧　https://www.shouman.jp/disease/H300401add
7) リンパ管腫症 https://www.shouman.jp/disease/details/16_01_007/
8) リンパ管腫 https://www.shouman.jp/disease/details/16_01_006/

ピン・ボード

第30回日本眼瞼義眼床手術学会

- 日　時：2019年2月16日(土)
- 会　長：今川幸宏(大阪回生病院眼科)
- 会　場：メルパルク大阪
  - 〒532-0003　大阪市淀川区宮原4丁目2-1
  - TEL：06-6350-2111　FAX：06-6350-2117
- テーマ：「機能美と形態美の融合」
- HP：http://convention.jtbcom.co.jp/gigan30/index.html
- 事務局：
  - 大阪回生病院眼科
  - 〒532-0003 大阪市淀川区宮原1丁目6-10
- 運営事務局：
  - 株式会社JTBコミュニケーションデザイン
  - ミーティング＆コンベンション事業部
  - 〒530-0001　大阪市北区梅田3-3-10
  - 梅田ダイビル4F
  - TEL：06-6348-1391　FAX：06-6456-4105
  - E-mail：gigan30@jtbcom.co.jp

第37回日本臨床皮膚外科学会　総会・学術大会

- 会　期：2019年2月16日(土)～2月17日(日)
- 会　長：米田　敬
  - (藤田保健衛生大学坂文種報德會病院　形成外科)
- 会　場：名古屋国際会議場
  - 〒456-0036　名古屋市熱田区熱田西町1番1号
  - TEL：052-683-7711／FAX：052-683-7777
  - http://www.nagoya-congress-center.jp/
- テーマ：改めて基本手技を大切に
  - 「手術器具や皮膚を始めとした組織ともっとお友達になるための独自の方法を共有しましょう」
- 参加費：医師：15,000円，医師以外・同伴者：5,000円
- E-mail：jsds37@c.shunkosha.com
- URL：http://www.jsds37.jp
- 主催事務局：
  - 藤田保健衛生大学坂文種報德會病院　形成外科
  - 〒454-8509　名古屋市中川区尾頭橋三丁目6番10号
  - TEL：052-321-8171／FAX：052-322-4734
- 運営事務局：
  - 株式会社春恒社　学術企画部
  - 〒169-0072　東京都新宿区大久保2-4-12
  - 新宿ラムダックスビル
  - TEL：03-3204-0401／FAX：03-5291-2176

第45回日本医学脱毛学会

- 日　時：2019年2月24日(日)　9時～15時
- テーマ：「安心，安全な医療脱毛を目指して」
- 場　所：沖縄県医師会館
  - 〒901-1105　沖縄県南風原町字新川218-9
- 問い合わせ：学会事務局　林原伸治(林原医院)
  - 〒683-0052　鳥取県米子市博労町4-360
  - TEL：0859-33-2210　FAX：0859-33-3049
  - Email：sh.prsc@gmail.com
- なお，学会関連行事として2月23日にレーザーデモンストレーション，針脱毛講習会を行います．
- 学会HP
  - https://www.facebook.com/第45回日本医学脱毛学会-244962362763838/?modal=admin_todo_tour

第7回日本眼形成再建外科学会　学術集会

- 日　時：2019年5月18日(土)～19日(日)
- 会　長：辻　英貴(がん研究会有明病院　眼科)
- 会　場：がん研究会吉田富三記念講堂
  - 〒135-8550　東京都江東区有明3-8-31
- テーマ：お台場で熱く眼形成を語ろう！
- ホームページ：http://jsoprs7.umin.jp/
- 事務局：がん研究会有明病院　眼科
  - 〒135-8550　東京都江東区有明3-8-31
  - TEL：03-3520-0111　FAX：03-3570-0343
- 運営事務局：株式会社　プロコムインターナショナル
  - 〒135-0063　東京都江東区有明3-6-11 TFTビル東館9階
  - TEL：03-5520-8821　FAX：03-5520-8820
  - E-mail：jsoprs7@procomu.jp

第2回アジア太平洋瘢痕医学会
(The 2nd Congress of The Asian Pacific Society for Scar Medicine：The 2nd APSSM)
〈共同開催〉
第14回瘢痕・ケロイド治療研究会
(The 14th Meeting of The Japan Scar Workshop：The 14th JSW)

- 会　期：2019年11月2日(土)・3日(日)
- 会　場：秋葉原UDX
  - 〒101-0021　東京都千代田区外神田4-14-1
  - TEL：03-3254-8421
- 大会会長：
  - 小川　令(日本医科大学　形成外科学教室)
- 第2回アジア太平洋瘢痕医学会会長：
  - Yixin Zhang(上海第九人民病院　形成外科)
  - 小川　令(日本医科大学　形成外科学教室)
- 演題募集：2019年4月1日(月)12：00～6月20日(木)12：00
  - ●全ての演題はインターネットによるオンライン登録にて受付いたします．
  - ●詳細は学会HPにてご確認ください．
  - ●使用言語
    - The 2nd APSSM：抄録・発表・質疑応答とも英語
    - The 14th JSW：抄録・発表・質疑応答とも日本語
  - ※なお，第14回瘢痕・ケロイド治療研究会の筆頭演者は，研究会会員に限りますので，非会員の方は予め入会手続きをしてください．
- 事前参加受付期間：
  - Early Bird：2018年12月20日(木)12時～2019年6月20日(木)11時59分
  - Regular：2019年6月20日(木)12時～2019年9月30日(月)11時59分
  - 詳細は学会HPにてご確認ください．
- URL：http://gakkai.co.jp/scar2019/ja/index.html
- 事務局：日本医科大学　形成外科学教室
  - 担当：土肥輝之，赤石諭史
  - 〒113-8603　東京都文京区千駄木1-1-5
  - TEL：03-5814-6208　FAX：03-5685-3076
- 運営事務局：株式会社学会サービス
  - 〒150-0032　東京都渋谷区鶯谷町7-3-101
  - TEL：03-3496-6950　FAX：03-3496-2150
  - E-mail：scar2019@gakkai.co.jp

FAX による注文・住所変更届け

改定：2015年1月

　毎度ご購読いただきましてありがとうございます．
　読者の皆様方に小社の本をより確実にお届けさせていただくために，FAX でのご注文・住所変更届けを受けつけております．この機会に是非ご利用ください．

◇ご利用方法
　FAX 専用注文書・住所変更届けは，そのまま切り離して FAX 用紙としてご利用ください．また，注文の場合手続き終了後，ご購入商品と郵便振替用紙を同封してお送りいたします．**代金が 5,000 円をこえる場合，代金引換便とさせて頂きます**．その他，申し込み・変更届けの方法は電話，郵便はがきも同様です．

◇代金引換について
　本の代金が 5,000 円をこえる場合，代金引換とさせて頂きます．配達員が商品をお届けした際に，現金またはクレジットカード・デビットカードにて代金を配達員にお支払い下さい(本の代金＋消費税＋送料)．(※年間定期購読と同時に 5,000 円をこえるご注文を頂いた場合は代金引換とはなりません．郵便振替用紙を同封して発送いたします．代金後払いという形になります．送料は定期購読を含むご注文の場合は頂きません)

◇年間定期購読のお申し込みについて
　年間定期購読は，1年分を前金で頂いておりますため，代金引換とはなりません．郵便振替用紙を本と同封または別送いたします．送料無料，また何月号からでもお申込み頂けます．
　毎年末，次年度定期購読のご案内をお送りいたしますので，定期購読更新のお手間が非常に少なく済みます．

◇住所変更届けについて
　年間購読をお申し込みされております方は，その期間中お届け先が変更します際，必ずご連絡下さいますようよろしくお願い致します．

◇取消，変更について
　取消，変更につきましては，お早めに FAX，お電話でお知らせ下さい．
　返品は，原則として受けつけておりませんが，返品の場合の郵送料はお客様負担とさせていただきます．その際は必ず小社へご連絡ください．

◇ご送本について
　ご送本につきましては，ご注文がありましてから約1週間前後とみていただきたいと思います．お急ぎの方は，ご注文の際にその旨をご記入ください．至急送らせていただきます．2～3日でお手元に届くように手配いたします．

◇個人情報の利用目的
　お客様から収集させていただいた個人情報，ご注文情報は本サービスを提供する目的(本の発送，ご注文内容の確認，問い合わせに対しての回答等)以外には利用することはございません．

　その他，ご不明な点は小社までご連絡ください．

株式会社　全日本病院出版会
〒113-0033　東京都文京区本郷 3-16-4-7F
電話 03(5689)5989　FAX 03(5689)8030　郵便振替口座 00160-9-58753

FAX専用注文書

形成・皮膚 1901

年　月　日

○印	PEPARS	定価(消費税8%)	冊数
	2019年__月～12月定期購読(No. 145～156；年間12冊)(送料弊社負担)		
	PEPARS No. 135　ベーシック＆アドバンス 皮弁テクニック 増大号	5,616円	
	PEPARS No. 123　実践！よくわかる縫合の基本講座 増大号	5,616円	
	バックナンバー(号数と冊数をご記入ください) No.		

○印	Monthly Book Derma.	定価(消費税8%)	冊数
	2019年__月～12月定期購読(No. 278～290；年間13冊)(送料弊社負担)		
	MB Derma. No. 275　外来でてこずる皮膚疾患の治療の極意 増大号	5,184円	
	MB Derma. No. 268　これが皮膚科診療スペシャリストの目線！診断・検査マニュアル 増刊号	6,048円	
	MB Derma. No. 262　再考！美容皮膚診療 増大号	5,184円	
	バックナンバー(号数と冊数をご記入ください) No.		

○印	瘢痕・ケロイド治療ジャーナル		
	バックナンバー(号数と冊数をご記入ください) No.		

○印	書籍	定価(消費税8%)	冊数
	眼科雑誌 Monthly Book OCULISTA 創刊5周年記念書籍 すぐに役立つ眼科日常診療のポイント―私はこうしている―	10,260円	
	ケロイド・肥厚性瘢痕 診断・治療指針 2018	4,104円	
	イラストからすぐに選ぶ 漢方エキス製剤処方ガイド	5,940円	
	実践アトラス 美容外科注入治療　改訂第2版	9,720円	
	化粧医学―リハビリメイクの心理と実践―	4,860円	
	ここからスタート！眼形成手術の基本手技	8,100円	
	Non-Surgical 美容医療超実践講座	15,120円	
	ここからスタート！睡眠医療を知る―睡眠認定医の考え方―	4,860円	
	カラーアトラス 爪の診療実践ガイド	7,776円	
	皮膚科雑誌 Monthly Book Derma. 創刊20年記念書籍 そこが知りたい 達人が伝授する日常皮膚診療の極意と裏ワザ	12,960円	
	創傷治癒コンセンサスドキュメント―手術手技から周術期管理まで―	4,320円	

○	書名	定価	冊数	○	書名	定価	冊数
	複合性局所疼痛症候群(CRPS)をもっと知ろう	4,860円			カラーアトラス 乳房外Paget病―その素顔―	9,720円	
	スキルアップ！ニキビ治療実践マニュアル	5,616円			超アトラス眼瞼手術	10,584円	
	見落とさない！見間違えない！この皮膚病変	6,480円			イチからはじめる 美容医療機器の理論と実践	6,480円	
	図説 実践手の外科治療	8,640円			アトラスきずのきれいな治し方 改訂第二版	5,400円	
	使える皮弁術 上巻	12,960円			使える皮弁術 下巻	12,960円	
	匠に学ぶ皮膚科外用療法	7,020円			腋臭症・多汗症治療実践マニュアル	5,832円	
	多血小板血漿(PRP)療法入門	4,860円			目で見る口唇裂手術	4,860円	

お名前　フリガナ　　　　　　　　　　　　　　　㊞　　　診療科

ご送付先　〒　－

□自宅　□お勤め先

電話番号　　　　　　　　　　　　　　　　　　　□自宅　□お勤め先

バックナンバー・書籍合計 5,000円以上のご注文は代金引換発送になります

―お問い合わせ先―
㈱全日本病院出版会営業部
電話 03(5689)5989
FAX 03(5689)8030

PEPARS バックナンバー一覧

2015 年
- No. 99　美容外科・抗加齢医療
  　―基本から最先端まで―　**増大号**
  　編集／百束比古
- No. 100　皮膚外科のための皮膚軟部腫瘍診断の基礎　**臨時増大号**
  　編集／林 礼人
- No. 103　手足の先天異常はこう治療する
  　編集／福本恵三
- No. 104　これを読めばすべてがわかる！骨移植
  　編集／上田晃一
- No. 105　鼻の美容外科
  　編集／菅原康志
- No. 106　thin flap による整容的再建
  　編集／村上隆一
- No. 107　切断指再接着術マニュアル
  　編集／長谷川健二郎
- No. 108　外科系における PC 活用術
  　編集／秋元正宇

2016 年
- No. 109　他科に学ぶ形成外科に必要な知識
  　―頭部・顔面編―
  　編集／吉本信也
- No. 110　シミ・肝斑治療マニュアル
  　編集／山下理絵
- No. 111　形成外科領域におけるレーザー・光・高周波治療　**増大**
  　編集／河野太郎
- No. 112　顔面骨骨折の治療戦略
  　編集／久徳茂雄
- No. 113　イチから学ぶ！頭頸部再建の基本
  　編集／橋川和信
- No. 114　手・上肢の組織損傷・欠損 治療マニュアル
  　編集／松村 一
- No. 115　ティッシュ・エキスパンダー法 私の工夫
  　編集／梶川明義
- No. 116　ボツリヌストキシンによる美容治療 実践講座
  　編集／新橋 武
- No. 117　ケロイド・肥厚性瘢痕の治療
  　―我が施設(私)のこだわり―
  　編集／林 利彦
- No. 118　再建外科で初心者がマスターすべき 10 皮弁
  　編集／関堂 充
- No. 119　慢性皮膚潰瘍の治療
  　編集／館 正弘
- No. 120　イチから見直す植皮術
  　編集／安田 浩

2017 年
- No. 121　他科に学ぶ形成外科に必要な知識
  　―四肢・軟部組織編―
  　編集／佐野和史
- No. 122　診断に差がつく皮膚腫瘍アトラス
  　編集／清澤智晴
- No. 123　実践！よくわかる縫合の基本講座　**増大号**
  　編集／菅又 章
- No. 124　フェイスリフト 手術手技アトラス
  　編集／倉片 優
- No. 125　ブレスト・サージャリー 実践マニュアル
  　編集／岩平佳子
- No. 126　Advanced Wound Care の最前線
  　編集／市岡 滋
- No. 127　How to 局所麻酔＆伝達麻酔
  　編集／岡崎 睦
- No. 128　Step up!マイクロサージャリー
  　―血管・リンパ管吻合，神経縫合応用編―
  　編集／稲川喜一
- No. 129　感染症をもっと知ろう！
  　―外科系医師のために―
  　編集／小川 令
- No. 130　実践リンパ浮腫の治療戦略
  　編集／古川洋志
- No. 131　成長に寄り添う私の唇裂手術
  　編集／大久保文雄
- No. 132　形成外科医のための皮膚病理講座にようこそ
  　編集／深水秀一

2018 年
- No. 133　頭蓋顎顔面外科の感染症対策
  　編集／宮脇剛司
- No. 134　四肢外傷対応マニュアル
  　編集／竹内正樹
- No. 135　ベーシック＆アドバンス皮弁テクニック　**増大号**
  　編集／田中克己
- No. 136　機能に配慮した頭頸部再建
  　編集／櫻庭 実
- No. 137　外陰部の形成外科
  　編集／橋本一郎
- No. 138　"安心・安全"な脂肪吸引・注入マニュアル
  　編集／吉村浩太郎
- No. 139　義眼床再建マニュアル
  　編集／元村尚嗣
- No. 140　下肢潰瘍・下肢静脈瘤へのアプローチ
  　編集／大浦紀彦
- No. 141　戦略としての四肢切断術
  　編集／上田和毅
- No. 142　STEP UP! Local flap
  　編集／中岡啓喜
- No. 143　顔面神経麻痺治療のコツ
  　編集／松田 健
- No. 144　外用薬マニュアル
  　―形成外科ではこう使え！―
  　編集／安田 浩

各号定価 3,240 円．ただし，増大号のため，No. 99, 100, 111 は，定価 5,000 円＋税，No. 123, 135 は 5,200 円＋税．
在庫僅少品もございます．品切の場合はご容赦ください．
　　　　　　　　　　　　　　　　　　　　(2019 年 1 月現在)
本頁に掲載されていないバックナンバーにつきましては，弊社ホームページ(http://www.zenniti.com)をご覧下さい．

2019 年　年間購読　受付中！
年間購読料　41,256 円(消費税 8％込) (送料弊社負担)
(通常号 11 冊＋増大号 1 冊：合計 12 冊)

click

| 全日本病院出版会 | 検 索 |

次号予告

爪・たこ・うおのめの診療

No.146（2019年2月号）

編集／下北沢病院院長　菊池　守

爪・胼胝・鶏眼治療を行う前のアセスメント	
……………………………菊池　守ほか	
爪白癬の治療指針………………高山かおる	
爪診療における腫瘍性病変の診断と治療	
……………………………久道　勝也	
爪甲変形の診断と治療指針………山口　健一	
私の陥入爪に対する外科的療法…山口　健一	
爪の変形に対する非侵襲治療と	
保険適応でない治療…………河合　修三	
足底の疣贅の診断と治療………江川　清文	
鶏眼・胼胝とその他の皮膚病変の鑑別	
……………………………倉片　長門	
胼胝・鶏眼に対する様々な器材と	
フットケア手技………………石橋理津子	
足の特徴と胼胝のできる場所，	
その対策………………………菊池　恭太	

編集顧問：栗原邦弘　中島龍夫
　　　　　百束比古　光嶋　勲
編集主幹：上田晃一　大阪医科大学教授
　　　　　大慈弥裕之　福岡大学教授
　　　　　小川　令　日本医科大学教授

No. 145　編集企画：
　　杜　俊介　信州大学教授

PEPARS No. 145

2019年1月10日発行（毎月1回10日発行）
定価は表紙に表示してあります．
Printed in Japan

発行者　末定広光
発行所　株式会社　全日本病院出版会
〒113-0033　東京都文京区本郷3丁目16番4号
　　　　電話（03）5689-5989　Fax（03）5689-8030
　　　　郵便振替口座 00160-9-58753

印刷・製本　三報社印刷株式会社　　電話（03）3637-0005
広告取扱店　㈱日本医学広告社　　　電話（03）5226-2791

© ZEN・NIHONBYOIN・SHUPPANKAI, 2019

・本誌に掲載する著作物の複製権・翻訳権・上映権・譲渡権・公衆送信権（送信可能化権を含む）は株式会社全日本病院出版会が保有します．
・JCOPY ＜(社)出版者著作権管理機構　委託出版物＞
本誌の無断複写は著作権法上での例外を除き禁じられています．複写される場合は，そのつど事前に，(社)出版者著作権管理機構（電話 03-5244-5088，FAX 03-5244-5089，e-mail: info@jcopy.or.jp）の許諾を得てください．
・本誌をスキャン，デジタルデータ化することは複製に当たり，著作権法上の例外を除き違法です．代行業者等の第三者に依頼して同行為をすることも認められておりません．

外科系医師・看護師，必読の1冊！

創傷治癒コンセンサスドキュメント
―手術手技から周術期管理まで―

編集 日本創傷治癒学会 ガイドライン委員会

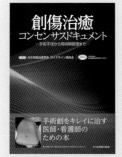

2016年4月発行 2色刷 236頁 定価(本体価格4,000円＋税)

手術創をキレイに治すための"99のステートメント"について，創傷治癒コンセンサスドキュメント作成ワーキンググループにアンケートを実施しました．その詳細な結果とともに，ステートメントにどの程度エビデンスがあるか，どの程度推奨できるか，手術創をキレイに治すスペシャリストが解説！

ガイドラインを凌駕する手引書です！

手術創をキレイに治す医師と看護師のための本！

●ステートメント● （一部抜粋）

ステートメント 1	欧米のガイドラインは必ずしも日本にはあてはまらない
ステートメント 6	術前は剃毛ではなく除毛がよい
ステートメント 14	術前の禁煙は，術後の創傷治癒遅延のリスクを減少する
ステートメント 19	頭部手術では，術前洗髪をすれば剃毛は必要ない
ステートメント 34	動脈閉塞のある人の下肢の壊死組織は，感染がなければ切除しない方がよい
ステートメント 35	歯牙による口唇貫通創は縫合閉鎖せず開放のまま治療する
ステートメント 36	腹腔内の結紮には吸収糸を用いる方がよい
ステートメント 38	食道再建における縫合不全の最大の原因は，血流障害である
ステートメント 39	消化管手術後のドレーン留置は感染のリスクを高める
ステートメント 43	閉創（表層縫合以外）には吸収糸を用いる方がよい
ステートメント 51	筋層縫合では，筋膜レイヤーを縫合する
ステートメント 61	術当日の抗菌薬投与は3時間毎が推奨されている
ステートメント 64	浸出液が出ていないことが確認できれば，ガーゼ（ドレッシング）交換は不要である
ステートメント 66	ドレーン刺入部の皮膚消毒は不要である
ステートメント 69	体腔内に閉鎖式ドレーンを挿入中であってもシャワー浴は可能である
ステートメント 73	清潔創・汚染創・感染創を問わず，創傷は消毒しない方がよい
ステートメント 86	術後第3病日以降の被覆材は不要である
ステートメント 87	縫合糸膿瘍は，縫合糸を除去すべきである
ステートメント 97	術直前のグロブリン製剤の投与は，創感染の予防効果がある

（株）全日本病院出版会

〒113-0033 東京都文京区本郷3-16-4
TEL：03-5689-5989 FAX：03-5689-8030
http://www.zenniti.com

2019年　全日本病院出版会　年間購読ご案内

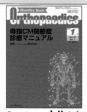

マンスリーブック　オルソペディクス
編集主幹
金子和夫／松本守雄

Vol. 32　No. 1～13（月刊）
税込年間購読料　38,664円
（通常号11冊・増大号1冊・増刊号1冊）
2019年特集テーマ────以下続刊
No. 1　外来でよく診る足疾患
No. 2　腰部脊柱管狭窄症 私の治療戦略

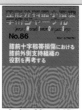

整形外科最小侵襲手術ジャーナル
最先端を分かりやすくまとめた
実践的手術ジャーナルです．
整形外科手術の新しいノウハウを
ぜひ臨床にご活用ください．

No. 90～93（季刊）
税込年間購読料　13,824円
（通常号4冊：2，5，9，12月発行）
2019年特集テーマ────以下続刊
No. 90　低侵襲TKAの最前線 MIS-TKAを再考する

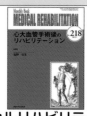

マンスリーブック　メディカルリハビリテーション
編集主幹
宮野佐年／水間正澄

No. 231～243（月刊）
税込年間購読料　39,420円
（通常号11冊・増大号1冊・増刊号1冊）
2019年特集テーマ────以下続刊
No. 231　心臓リハビリテーションにおける新時代の幕開け
No. 232　脳性麻痺のリハビリテーション―障害をもつ子どもとその家族を支える―

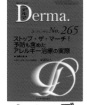

マンスリーブック　デルマ
編集主幹
照井　正／大山　学

No. 278～290（月刊）
税込年間購読料　40,932円
（通常号11冊・増大号1冊・増刊号1冊）
2019年特集テーマ────以下続刊
No. 278　皮膚科で役立つエコー活用術
No. 279　皮膚科医のためのリスクマネジメント術

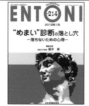

マンスリーブック　エントーニ
編集主幹
本庄　巖／市川銀一郎／小林俊光

No. 227～239（月刊）
税込年間購読料　40,716円
（通常号11冊・増大号1冊・増刊号1冊）
2019年特集テーマ────以下続刊
No. 227　小児の反復性症例にどう対応するか
No. 228　鼻出血の対処法

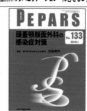

形成外科関連分野の新雑誌　ペパーズ
編集主幹
上田晃一／大慈弥裕之／小川　令

No. 145～156（月刊）
税込年間購読料　41,256円
（通常号11冊・増大号1冊）
2019年特集テーマ────以下続刊
No. 145　患児・家族に寄り添う血管腫・脈管奇形の医療
No. 146　爪・たこ・うおのめの診療

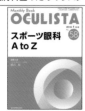

マンスリーブック　オクリスタ
編集主幹
村上　晶／高橋　浩

No. 70～81（月刊）
税込年間購読料　41,040円
（通常号11冊・増大号1冊）
2019年特集テーマ────以下続刊
No. 70　主訴から引く眼瞼疾患診療マニュアル
No. 71　斜視の診断と治療

年間購読のお客様には送料サービスにて最新号をお手元にお届けいたします。そのほかバックナンバーもぜひお買い求めください（消費税8％換算）。

♣ 書籍のご案内 ♣

◆ 病院と在宅をつなぐ 脳神経内科の摂食嚥下障害
編著／野﨑園子　定価4,500円＋税 B5判 156頁

◆ すぐに役立つ眼科日常診療のポイント―私はこうしている―
編／大橋裕一ほか　定価9,500円＋税 B5判 300頁

◆ ケロイド・肥厚性瘢痕 診断・治療指針2018
編／瘢痕・ケロイド治療研究会　定価3,800円＋税 B5判 102頁

◆ ゼロからはじめる！Knee Osteotomy アップデート
編著／日本Knee Osteotomyフォーラム　定価11,000円＋税 変形A4判 300頁

◆ イラストからよく選ぶ 漢方エキス製剤処方ガイド
著／橋本喜夫　定価5,500円＋税 B5判 280頁

◆ 実践アトラス 美容外科注入治療 改訂第2版
著／征矢野進一　定価9,000円＋税 変形A4判 182頁

◆ 伊藤病院ではこう診る！甲状腺疾患超音波アトラス
監／伊藤公一　定価4,800円＋税 B5判 148頁

ご注文は，お近くの書店，もしくはお電話，Fax，インターネット，いずれでも！！

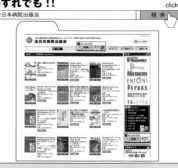

全日本病院出版会
〒113-0033 東京都文京区本郷3-16-4
TEL：03-5689-5989
FAX：03-5689-8030
http://www.zenniti.com

定価（本体価格3,000円＋税）

ISBN978-4-86519-345-9 C3047 ¥3000E